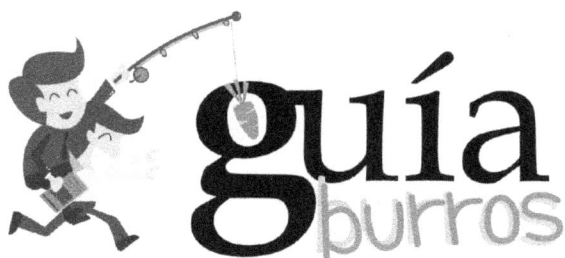

ALIMENTACIÓN Y ALZHEIMER

JUAN ÁNGEL CARRILLO

www.alimentacionyalzheimer.guiaburros.es

EDITATUM

Diseño de cubierta: © LOOKING4

Maquetación de interior: © EDITATUM

Primera edición: Marzo de 2019

ISBN: 978-84-17681-21-0

Depósito legal: M-16456-2019

IMPRESO EN ESPAÑA/ PRINTED IN SPAIN

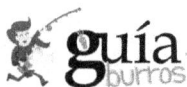

Agradecimientos

A Sebastián Vázquez y a la editorial Editatum.

A mis padres, mis hermanos y a *los soprano* por demostrarme con vuestro ejemplo que cualquier cosa es posible con esfuerzo y voluntad.

A la facultad de ciencias de la salud de la Universidad Católica de Murcia y en especial a Pilar Zafrilla y Javier Marhuenda, por el gran trabajo que desarrollan.

A Eva, al equipo de *inspírate cada día* y a las raíces de este proyecto, por la labor de prevención primaria tan importante en nuestra sociedad actual.

A Marina Tortosa y a Jay Martin por traer a España y al mundo entero la naturaleza a nuestra mano.

A los integrantes de grupo GAM, en especial a Alejandro y a todos los clientes.

A la Fraternidad Monástica de la Paz y a la Comunión de la Paz por mostrarme el verdadero significado del AMOR.

A Aarón y Mar por ser personas ejemplares de las que me pueda sentir orgulloso.

A María Dolores, quien me soporta cada día y que sin ella nada de esto ni de tantas cosas sería capaz de hacer ni conseguir. Te quiero.

A los que ya no están con nosotros y han sido nuestra inspiración.

A nuestro Dios.

Gracias, gracias, gracias.

Sobre el autor

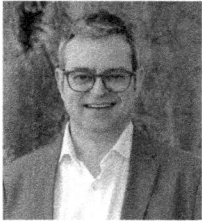

Juan Ángel Carrillo es Veterinario por la Universidad de Murcia y master Internacional en Nutrición y dietética por la Universidad de Santiago de Compostela. Doctorando por la Universidad Católica San Antonio (UCAM) de Murcia en el grupo de investigación de Nutrición, estrés oxidativo y biodisponibilidad. Actualmente en realización un estudio de intervención nutracéutica para evaluar efecto sobre la función cognitiva.

Desde 2001 dirige Grupo GAM, un grupo de empresas con servicios de salud pública y seguridad alimentaria (www.gamsa.es) siendo consultor y formador en este ámbito.

Le encanta viajar, la ecología, el respeto por la vida, la familia y es un apasionado de la ciencia e investigación y ayudar a la gente.

Índice

Prólogo
Alzheimer, la epidemia del siglo XXI

Mucho se ha dicho hasta el momento sobre qué factores inciden en su aparición, o incluso por qué motivo se desarrolla, pero la realidad es que esta enfermedad continúa siendo una gran desconocida, por lo que nos encontramos expectantes a que pronto la ciencia y la investigación avancen y arrojen algo de luz sobre este oscuro camino que es el Alzheimer.

Juan Ángel, de manera muy acertada, trata en este libro sobre dos de los factores más importantes que, en relación con la alimentación, pueden mitigar los factores negativos de esta patología, ayudando a ralentizar su evolución y, sobre todo, previniendo la aparición del Alzheimer. A lo largo de la obra demuestra que una vida saludable es sin duda el mejor escudo para enfrentarse a cualquier proceso de enfermedad y más concretamente al Alzheimer.

Al igual que se recoge en este libro, la bibliografía científica ha demostrado en los últimos años que la alimentación es un factor fundamental a la hora de enfrentarse al Alzheimer. Del mismo modo lo son otros hábitos saludables, sin olvidarnos de la gran relevancia en la implementación de terapias no farmacológicas, habitualmente desarrolladas en centros de día especializados como el de

AFADE–Alcantarilla (que me honro en dirigir), y que sin duda contribuyen a una ralentización de la evolución de la enfermedad y a un mantenimiento de la calidad de vida de la persona que padece la enfermedad.

El autor plasma de manera minuciosa en este libro su experiencia en primera persona y sus propios logros, lo que facilita sin duda al lector a la hora de establecer unos criterios y a adquirir e incorporar unos hábitos alimentarios que renueven su estilo de vida para mejorar su propio bienestar personal; todo ello relatado de forma muy estructurada, ágil, y con una claridad suficiente que permite su fácil comprensión, algo poco habitual en este tipo de obras, lo que es digno de reconocer y agradecer a Juan Ángel.

Hay caminos que de repente aparecen en tu vida, y que sin saberlo muy bien te conducen y te exigen realizar un esfuerzo enorme para alcanzar ese logro vital para ti, pero absolutamente necesario y positivo para todos, exigiéndote darte a los demás, con la noble intención de hacer de nuestra sociedad un lugar más justo. Llevar a cabo este esfuerzo no sería posible sin tener una gran convicción, sin el apoyo de otros que te comprendan, y sobre todo, sin un importante soporte familiar que te motive y te sostenga en los momentos en los que las fuerzas flaquean y surgen las dudas.

Desde aquí quiero dar las gracias a toda mi familia, y a todas y cada una las personas que me han entendido y se han sumado a esta labor, destacando entre ellos al autor de esta gran obra que sostengo entre mis manos: gracias, Juan Ángel, por acompañarnos en este camino y ofrecernos esta hermosa oportunidad.

Julia Fernández Sánchez

Presidenta de AFADE-Alcantarilla (Murcia)

Introducción

Es un honor para mí que estés dedicando un espacio de tu limitado y escaso tiempo a leer este libro. Gracias por ello. Enhorabuena por aquellos a los que también tú puedas ayudar el día de mañana, como yo lo comencé a hacer hace algún tiempo. Si ha caído en tus manos —de la forma que haya sido—, es porque te interesa este tema, bien porque tienes algún familiar que padece enfermedad de Alzheimer —o quizás la ha padecido— o mejor aún, porque quieres conocer cómo prevenir a través de la alimentación.

Me animé a escribir este libro cuando entendí que tengo un propósito en esta vida, que es el de ayudar a los demás a través de la transmisión de los conocimientos que he ido adquiriendo a lo largo de los años. Pienso que sería egoísta si no compartiera todo lo que sé, y así ayudar a las personas que lo necesitan. Tu puedes ser una de ellas.

Todo comenzó con una enfermedad inflamatoria de tipo autoinmune hace ya más de seis años, concretamente artritis asociada a psoriasis. Por aquel entonces, a pesar de mis conocimientos en nutrición y alimentación sana, no estaba muy concienciado de ellos. Lo cierto es que no seguía hábitos de vida muy saludables y entendía los problemas de salud de otra manera. Hasta —como suele ocurrir— el momento en que le afectan a uno mismo y no al vecino, y sobre todo cuando se van agravando. Algún año después decidí que iba realizar algunos cambios en mis hábitos, y muy especialmente en la alimentación. Este es el motivo por el que te entiendo, si en este momento no estás teniendo hábitos adecuados o no te estás alimentando correctamente; yo he dado un gran cambio, como tú o un familiar o amigo tuyo también puede darlo, pero solamente si así lo decidís. Todo empieza por una decisión consciente de querer iniciar ese cambio.

Así pues, con la ayuda del equipo de *Inspírate cada día* y de la mano de la nutracéutica, y ayudándome de unos complementos alimenticios naturales a base de fruta y verdura, pude propiciar que mi organismo iniciara una curación por sí mismo e ir reduciendo medicación. Esta no solo no me curaba, sino que me estaba generando unos efectos secundarios indeseables en mi organismo. Este hecho, como ocurre en la mayoría de los casos, hace que tu estado emocional también mejore a la par, no solo por el efecto positivo de las frutas y las verduras, sino por la propia mejora que experimentas en los síntomas y que hace que te sientas cada vez mejor.

A partir de ese momento, e impulsado por la mejoría —no solamente a nivel físico, sino emocional y mental— que había experimentado en mi salud y la que descubría en las personas que se acercaban a nuestro equipo de *Inspírate cada día*, y llevado por mi pasión por la investigación y la ciencia, inicié mi doctorado: un estudio de intervención clínica en personas sanas. Comencé a estudiar y a leer bibliografía, encontrando abundantes publicaciones que relacionaban función cognitiva y consumo de frutas y verduras, más aún en enfermedades degenerativas como es la enfermedad de Alzheimer.

La enfermedad de Alzheimer es la enfermedad que probablemente más impacto social está generando a nivel de cuidados y dependencia, no solo porque la esperanza de vida es mayor que hace algunos años, sino porque afecta cada vez a edades más tempranas, y nuestra alimentación va más en contra.

Así, he dividido este libro en tres partes fundamentalmente. En primer lugar, la alimentación y las frutas y verduras y su relación con la salud; en segundo lugar la cognición, y por último la función cognitiva, especialmente la enfermedad de Alzheimer y el consumo de frutas y verduras.

He indicado la bibliografía de las referencias que he consultado. Aunque la mayoría de ellas están en inglés, me parecía interesante reseñar para quien desee ampliar conocimientos, o al menos para que tuvierais disponible el lugar de donde he sacado la información. Por supuesto, quedo a vuestra disposición para facilitaros cualquier información adicional de lo escrito en estas páginas.

Para finalizar, me gustaría pedir perdón si el texto ha resultado demasiado técnico o no habéis entendido muchas cosas. A veces me cuesta emplear un lenguaje más coloquial.

Que esta publicación ayude a quien quiera y pueda recibirla; ese es mi deseo.

Hábitos nutricionales y estilo de vida

Relación con la salud

Para mantener un adecuado estado de salud, es necesario mantener unos hábitos de vida y nutricionales adecuados. Tenemos que aumentar nuestra conciencia sobre nuestro cuerpo y nuestra vida y cuidarlos, ya que solo tenemos un solo cuerpo y una sola vida. Aunque parezca una obviedad, todo el mundo quiere tener salud, pero son menos los que realmente ponen los medios para que esta sea óptima.

Según la definición de la OMS —y estoy de acuerdo con este organismo—, el adecuado estado de salud no solamente es una ausencia de dolor o enfermedad, sino que es «un estado de completo bienestar físico, mental y social», y pasa en gran medida por tener una alimentación adecuada.

👁 ¡OJO!

Si nuestra alimentación fuera la adecuada, redujéramos los tóxicos de la misma, elimináramos las carencias nutricionales y realizáramos alguna actividad física diaria, eliminaríamos el 95 % de las enfermedades.

Si consultamos la estadística de las causas de muerte en nuestra sociedad occidental, comprobamos cómo la gran mayoría de ellas serían evitables si nos alimentáramos correctamente. Todos conocemos los orígenes y las causas, pero no somos responsables y conscientes. Esa es la razón.

Con gran diferencia, la principal causa de muerte en occidente según la estadística de la OMS, —que publica los datos a nivel mundial por grupos de países según su renta *per capita*— y en España según el Instituto Nacional de Estadística (INE), es la cardiopatía isquémica. Dicho de otra manera, la enfermedad ocasionada por la obstrucción de las arterias coronarias o aterosclerosis, que son las encargadas de llevar la sangre al músculo, que hace que el corazón lata (miocardio), seguida de infarto, ictus y cánceres varios. Todas estas afecciones quedan englobadas y dan lugar al llamado síndrome metabólico, caracterizado por la agrupación de obesidad abdominal, azúcar (elevadas hiperglucemias o diabetes), colesterol alto (hipercolesteronemia) y triglicéridos elevados en sangre e hipertensión arterial. Tener este síndrome se dice que multiplica por tres el riesgo de muerte. Las principales causas son el sedentarismo, el tabaquismo y una inadecuada alimentación. Es decir, que si adoptáramos unos hábitos de vida saludables y alimentación adecuada, nos estaríamos haciendo un importante y valioso seguro de vida.

Las 10 principales causas de muerte en los países de ingreso alto en 2016

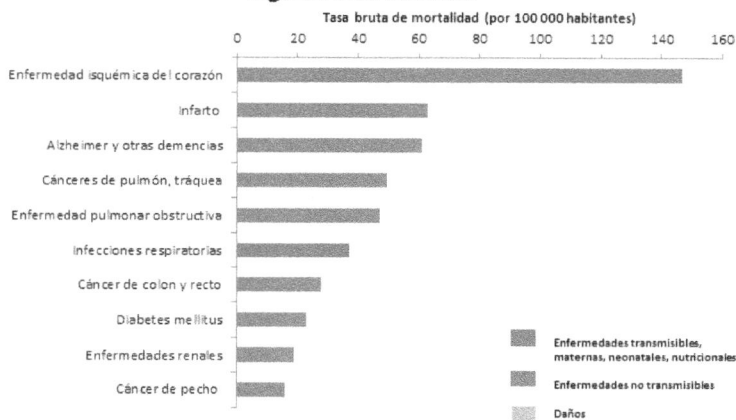

Tasa bruta de mortalidad (por 100 000 habitantes)

	0	20	40	60	80	100	120	140	160
Enfermedad isquémica del corazón									
Infarto									
Alzheimer y otras demencias									
Cánceres de pulmón, tráquea									
Enfermedad pulmonar obstructiva									
Infecciones respiratorias									
Cáncer de colon y recto									
Diabetes mellitus									
Enfermedades renales									
Cáncer de pecho									

Enfermedades transmisibles, maternas, neonatales, nutricionales

Enfermedades no transmisibles

Daños

Fuente: Estimaciones de Salud Global 2016: Muertes por causa, edad, sexo, por país y por región, 2000-2016. Ginebra, Organización Mundial de la Salud, 2018. Lista de economías del Banco Mundial (junio de 2017). Washington, DC: El Grupo del Banco Mundial; 2017 (https://datahelpdesk.worldbank.org/knowledgebase/articles/906519-world-bank-country-and-lending-groups).

Llama la atención cómo la enfermedad de Alzheimer y otras demencias ya se encuentran en la tercera causa de muerte en el primer mundo. La buena noticia es que, como en el caso anterior, se puede prevenir y podemos evitarlo.

Entre estos hábitos se debe incluir una adecuada ingesta de fruta y verdura, que la OMS marca progresivamente en cada vez más cantidad. Actualmente la recomendación es de cinco a nueve piezas de fruta y/o 400 g de verdura al día, excluidos los tubérculos como las patatas [1, 2], para conseguir incorporar a nuestro organismo un adecuado nivel de vitaminas y minerales, además de otros componentes necesarios [3], consumo habitual de ácidos grasos de la serie omega (Ω-3/6) en un mínimo de 250 mg/día de DHA (docosahexanoico) y EPA (eicosapentanoico)

[4], según la Agencia Europea de Seguridad Alimentaria, y hasta 500 mg/día según la Asociación de Dietistas Americanos o la Sociedad Internacional para el Estudio de los Ácidos Grasos y los Lípidos. Estas cantidades son las que deberían ser de consumo habitual para una persona sana. En caso de tratamientos, para personas con patologías específicas, los niveles pueden cuadriplicarse en algunos casos, por recomendación médica.

Es importante, en el caso de los *omegas*, el balance entre Ω-3 y Ω 6. El equilibrio debe ser 1 Ω-3 / 3-4 Ω 6, siendo en España actualmente de 1/16. Se debe consumir gran cantidad de ellos a través de la dieta —pero no únicamente—, con el consumo de pescado azul y sobre todo de pescados como el arenque, el salmón, la sardina, la trucha o el atún, siendo la caballa el pescado con más contenido en DHA y EPA. También a través de semillas y aceites de semillas como el sésamo, el cáñamo y el lino, frutos secos como las almendras o las nueces o los alimentos funcionales que vayan enriquecidos con *omegas* o por medio de complementos alimenticios que llevan estos componentes concentrados. La diferencia entre ellos es la concentración y la pureza en DHA y EPA. Aunque quizá los omegas más importantes sean el Ω3 y Ω6, debido a que nuestro organismo no puede sintetizarlos y son necesarios para el correcto funcionamiento del mismo, recibiendo por ello el nombre de *esenciales*, existen otros como el 5, 6, 7 y 9, también presentes en productos de origen vegetal y que debemos incorporar a nuestra dieta de forma externa.

Además de los anteriores, es necesario limitar el consumo de grasas saturadas a un máximo de un 10 %. Otros aspectos importantes son, por ejemplo, realizar alguna actividad física periódica, al menos moderada, si es posible con caminatas diarias, beber al menos dos litros de agua diaria (este punto es relativo ya que depende de factores como la edad o el peso), disminuir el consumo de azúcares para evitar picos de glucemia, desayunar adecuadamente y dormir unas 7-8 h, entre otros aspectos, para mantener una adecuada calidad de vida y prevenir enfermedades como he reseñado anteriormente.

> ℹ️ Según la OMS, se estima que se salvarían unos 3,9 millones de vidas al año si se siguieran las recomendaciones de consumo de fruta y verdura, según los datos del año 2017 [5].

Uno de los patrones dietéticos más acordes con estas indicaciones es la dieta mediterránea. Esto está demostrado por su alto contenido en antioxidantes (más adelante veremos qué son y cómo actúan). El patrón dietético de dicha dieta se caracteriza entre otras cosas por una alta proporción de ácidos grasos monoinsaturados con respecto a los saturados (1.6/2.0), una alta ingesta de fibra (41–62 g/día) y una alta capacidad antioxidante e ingesta de fitoesteroles en la dieta [6-8].

Los estudios epidemiológicos y clínicos prueban que dietas basadas en el consumo de alimentos y bebidas de origen vegetal, y que por tanto están compuestas por alimentos con una alta capacidad antioxidante, se asocian con una disminución significativa en la prevalencia de enfermedades de origen cardiovascular, que por otro lado hemos visto que son las que nos están matando… y nunca mejor dicho.

Para mantener una adecuada calidad de vida y estado de salud hemos de:

— Consumir una elevada cantidad de fruta y verdura fresca (de 5 a 9 piezas/400g al día).

— Consumir ácidos grasos de la serie omega (sobre todo $\Omega 3$).

— Disminuir el consumo de grasas saturadas (máximo 10 %).

— Realizar alguna actividad física diaria.

— Beber al menos 2 litros de agua.

— Disminuir el consumo de azúcares.

— Desayunar adecuadamente.

— Dormir de 7 a 8 horas.

💡 CONSEJO

Añadiría a todo esto el mantener un buen estado emocional mediante mensajes positivos a nuestra mente, identificando todo lo bueno que nos pasa y agradeciendo por ello.

Ausencia de salud en general

Como hemos visto anteriormente, la mayoría de las patologías están asociadas al estilo de vida, y por otro lado, las frutas y verduras son portadoras de salud al llevar la cantidad de antioxidantes que deberíamos consumir y no consumimos.

Una de las patologías que más acucia a nuestra sociedad es el cáncer. Está ampliamente demostrado que se puede prevenir la aparición de esta enfermedad, sobre todo en cáncer de colon, con el consumo de fruta y verdura.

Según un artículo publicado en 2015, en el que se revisaban los diferentes estudios publicados hasta la fecha, en los que se habían realizado experimentos con sustancias bioactivas de frutas y verduras y cáncer, la *isoflavona* aparece como la sustancia más ampliamente demostrada con estos efectos [9]. Tan importantes son las frutas y verduras con respecto al cáncer que en el caso del cáncer de pulmón (el que provoca más muertes), se ha demostrado que el consumo de frutas y verduras en óptima cantidad reduce el riesgo de padecerlo, después del tabaco, es decir, del hecho de no ser fumador [10].

En enfermedades como la diabetes, determinados productos de origen vegetal actúan como antidiabéticos naturales y pueden constituirse como método de tratamiento y prevención de la diabetes tipo II [11].

Los antioxidantes de las frutas y verduras también afectan positivamente en la arteriosclerosis y enfermedades cardiovasculares en general [12], y en la capacidad inmunitaria o capacidad de respuesta del organismo a agentes externos, o lo que es lo mismo, en la prevención de padecer gripes o resfriados; en definitiva, a enfermar. Las frutas y verduras presentan propiedades antialérgicas, antivirales y de activación de este sistema de defensa o inmunológico. De hecho, muchos fármacos antialérgicos y complementos alimenticios se suplementan con ciertos extractos de productos vegetales que presentan estas propiedades [13].

Las frutas y verduras contienen sustancias químicas que previenen e incluso se pueden emplear en el tratamiento en enfermedades de diversos tipos.

Frutas y verduras

Podemos clasificar las frutas y verduras de varias formas: según su origen, género o familia, forma o colores, etc. Una de ellas puede ser:

Verduras

- **Semillas**: soja, judía, guisante.
- **Raíz**: zanahoria, rábano.
- **Bulbo**: ajo, cebolla, remolacha.
- **Tallo**: apio, puerro.
- **Hoja**: acelga, lechuga, col, espinaca.
- **Flor**: brócoli, coliflor.
- **Fruto**: berenjena, calabacín, pepino, tomate.

Frutas

- **Cítricos**: naranja, mandarina, limón, lima, pomelo.
- **Frutos rojos**: uva, grosella, arándano, fresa, mora, frambuesa.
- **Frutos secos**: castaña, nuez, avellana, pistacho, almendra.
- **Tropicales**: coco, kiwi, piña.

Las verduras se caracterizan por su alto contenido en vitaminas, pero sobre todo de minerales (por ejemplo, el calcio para la prevención de la osteoporosis y el fortalecimiento de huesos, o el hierro para la prevención de anemias). Con las frutas es un poco al contrario, siendo en general el aporte mayor de vitaminas que de minerales (la vitamina C de los cítricos o el complejo B de plátanos y frutos secos, por ejemplo).

Para mí lo más importante de las frutas y verduras no es su contenido en vitaminas y minerales —que como hemos visto es fundamental—, sino su contenido en otras sustancias bioactivas que las hacen imprescindibles. Esto les confiere una diferencia con el resto de alimentos, que justifica su consumo para llegar a esa excelencia en salud y calidad de vida de la que hablaba en el capítulo anterior.

Estos componentes químicos son los compuestos fenólicos o polifenoles, unos micronutrientes exclusivos de origen vegetal.

Por otro lado, me gustaría destacar otros productos de origen vegetal que contienen gran cantidad de polifenoles y que son extraordinariamente beneficiosos para la salud, como el vino tinto, el té verde o el cacao, como veremos más ampliamente.

Polifenoles

Los polifenoles son sustancias ampliamente presentes en plantas, y por tanto en frutas y verduras, que deben su nombre a que en su composición química presentan más de un anillo fenol. Sin ánimo de aburrir con nombres extraños y debido a que hay una gran cantidad de sustancias y clasificaciones, la más habitual de los polifenoles es según la estructura de su esqueleto de átomos de carbono, clasificándose en flavonoides y no-flavonoides [14, 15].

Destacaría dentro de los flavonoides, que son los que más actividad beneficiosa para el organismo han demostrado:

Antocianos: responsables de la coloración púrpura y roja de muchas frutas y verduras, y por tanto muy presentes en bayas y frutos rojos como la uva, las fresas y los arándanos [16, 17], que son los que mayor capacidad antioxidante presentan con respecto al resto de frutas y verduras.

Catequinas, proantocianidinas y flavonoles: altamente presentes en el té verde y el cacao a través de las catequinas y derivados [18], o en el vino tinto a través del resveratrol, entre otros. En la fruta se encuentran flavonoles en gran cantidad en cerezas, ciruelas, manzanas o uvas.

Quercetina o kaempferol: se encuentran muy presentes en cebollas, manzanas, puerros o brócoli. La quecetina representa el principal flavonol presente en la dieta, mientras que el kaempferol está presente en muchas frutas como albaricoques, fresas o higos, entre otros.

— **Flavonas:** se encuentran en altas concentraciones en el perejil o el apio.
— **Isoflavonas:** más presentes en la soja que en otros alimentos.
— **Hesperidinas:** presentes en los cítricos [19].

Incluso cereales como la harina integral de sorgo o el trigo sarraceno se han propuesto como fuente de polifenoles [20].

⚠ **IMPORTANTE**

Los polifenoles son sustancias químicas presentes en productos del reino vegetal, y su consumo diario ejerce un efecto beneficioso sobre la salud.

Mecanismos de acción antioxidante

Los polifenoles, entre ellos los antocianos, tienen una función de reducción del estrés oxidativo y daño celular [21]. Pero, ¿qué es el estrés oxidativo?

Se podría definir como el desequilibrio entre la presencia de radicales libres y moléculas antioxidantes. Los radicales libres son moléculas altamente inestables que presentan un electrón desapareado (los electrones en las moléculas siempre van de dos en dos), y que en la búsqueda de ese electrón que les falta dañan otras moléculas, robándole uno y provocando daño celular. Pero no se queda ahí la cosa, ya que estas reacciones son en cadena y el daño se ve incrementado.

El origen de estos radicales libres es muy diverso, y puede proceder de fuentes externas como los plaguicidas, el tabaco, el estrés, el alcohol, algunos medicamentos, la contaminación ambiental o incluso el envejecimiento. Las células producen radicales libres en su mecanismo natural de degeneración y muerte celular. Es decir, es un proceso natural de la vida.

Los radicales libres ejercen su función dañina a dos niveles fundamentalmente:

- Dañando el ADN y afectando a la replicación celular, provocando la muerte celular.
- Afectando a la estructura los lípidos y proteínas de la membrana celular. Hay que tener en cuenta que esta membrana es fundamental para el transporte de nutrientes, la división celular y la eliminación de desechos.

Así pues, es necesario mantener un nivel de antioxidantes óptimo en el organismo que nivele ese desequilibrio con los radicales libres. Los principales radicales libres son las llamadas especies reactivas de oxígeno (ERO), entre los que tenemos los radicales superóxido o hidróxilo.

La acumulación y sobrecarga de ERO dan lugar a la degeneración celular, y como consecuencia a enfermedades crónicas de las que hemos visto anteriormente tales como cáncer, diabetes, arterioesclerosis, accidentes cardiovasculares y enfermedades neurodegenerativas como enfermedad de Alzheimer, enfermedad de Párkinson o esclerosis múltiple.

Entonces, ¿qué son los antioxidantes? Los antioxidantes son moléculas que ceden electrones a los radicales libres para estabilizarlos y por tanto neutralizarlos, es decir retardan o previenen el mecanismo de oxidación que, como hemos visto anteriormente, es la pérdida de electrones. Pueden ser producidos por el propio organismo en reacciones enzimáticas, o incorporados por la dieta en alimentos o complementos, como por ejemplo algunas vitaminas como las A, C y E, los carotenoides como el licopeno del tomate, los polifenoles que hemos presentado anteriormente o los glucosinolatos, especialmente presentes en el brócoli.

⚠ **IMPORTANTE**
La edad constituye el factor de riesgo asociado a las principales enfermedades degenerativas. Los antioxidantes producidos por el organismo no son suficientes y hemos de consumir antioxidantes a través de los alimentos para neutralizar los ERO presentes en el organismo, tanto más cuanta más edad cumplimos a partir de los cuarenta. Esto es lo que se llama CITOPROTECCIÓN.

El efecto antioxidante provocado al consumir una alta cantidad de polifenoles en la dieta permanece en el tiempo, con lo que los polifenoles hacen efecto barrido sobre los radicales libres. Es decir, pasados unos días de haber consumido una alta cantidad de polifenoles se mantiene el efecto de haber eliminado estos radicales libres del organismo. Esto se demostró en un estudio realizado en 2009 en España con jugo concentrado de uva roja [22], o en prevención de cara a una cirugía dental para prevenir este estrés oxidativo, neutralizando estas ERO provocadas en dicha cirugía y mejorando la calidad de vida del postoperatorio en los pacientes. Todo ello quedó demostrado en un estudio de intervención publicado el año pasado [23].

Otro ejemplo de demostración científica que me parece interesante y concretando en marcadores de estrés oxidativo del sistema nervioso (membrana neuronal), es el llevado a cabo con jóvenes atletas de élite de triatlón, ya que con el ejercicio intenso se incrementan significativamente los radicales libres. Se demostró que estos marcadores disminuyen al suplementar con zumo concentrado rico en polifenoles, al disminuir las ERO [24]. Estas ERO son especialmente importantes en el cerebro, ya que está demostrado que con la edad y el desarrollo de enfermedades asociadas a esta, incrementan sensiblemente estos factores, y la suplementación con polifenoles disminuye la vulnerabilidad de estas personas al estrés oxidativo, mejorando la comunicabilidad neuronal [16], por ejemplo con el consumo de uva *concord* o arándanos.

Además, el cerebro es especialmente sensible y propenso a este daño oxidativo y a la acumulación de ERO, a causa del aumento de consumo de oxígeno en este órgano y en sus funciones [25]. Por eso, y como veremos después, en prevención de enfermedades neurodegenerativas se hace especialmente importante el consumo de antioxidantes a través de la dieta.

Muchas veces se han comentado los beneficios del vino tinto en la salud. En el caso de los polifenoles del vino tinto, en una tesis doctoral y una serie de artículos publicados en 2017 por el equipo de investigación de nutrición y estrés oxidativo de la Universidad Católica de Murcia, se demostró que con un consumo moderado de este producto se tiene un efecto positivo protector del daño celular, pues los polifenoles tienen la capacidad de pasar al tejido nervioso del cerebro desde la sangre, es decir, llegar a los tejidos del organismo donde se ha de ejercer su acción beneficiosa, esto es, la llamada barrera hematoencefálica.

i El consumo moderado de vino tinto tiene un efecto protector del daño celular en cerebro.

Otro concepto que conviene dejar claro, por su relación con las enfermedades cardiovasculares y el estrés oxidativo, es el del colesterol.

Hay dos formas de colesterol: el bueno (HDL) o lipoproteínas de alta densidad y el malo (LDL) o lipoproteínas de baja densidad. Básicamente, el malo se acumula en las arterias y el bueno tiene la función de retirar el LDL acumulado en las paredes de los vasos sanguíneos. Lógicamente, hemos de tener el bueno alto (en sangre) y el malo a un nivel bajo (por debajo de 250), para no encontrarnos en riesgo de accidente cardiovascular. Esta es la hipercolesterolemia (colesterol en sangre) del síndrome metabólico que hablaba en el primer capítulo. Las LDL se oxidan y son retiradas por los macrófagos de la sangre. Posteriormente, una vez en la pared de la arteria, se transforman en placas de ateroma que son estables mientras se encuentran en las paredes del vaso, y en este caso pueden provocar obstrucción del mismo, pero que se vuelven más peligrosas aun cuando se liberan al torrente sanguíneo al volverse inestables, originando un problema de trombosis.

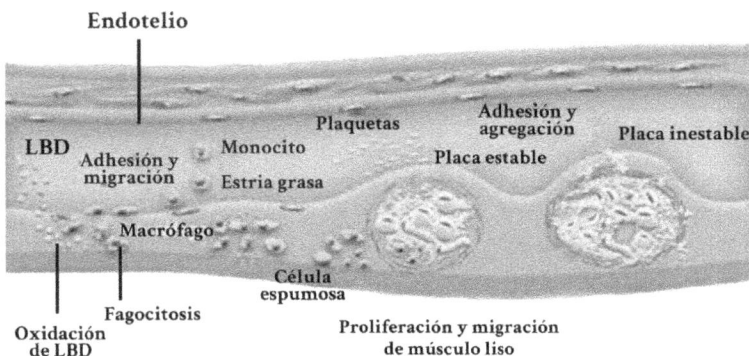

En dietas ricas en grasas saturadas que promueven presencia de las LDL, al generar una hiperlipidemia y una hiperglucemia sostenida en el tiempo (estrés oxidativo nutricional), siendo las LDL muy sensibles a la oxidación, se originan gran cantidad de estos marcadores de estrés oxidativo que son las LDL oxidadas, de las que hablaremos un poco más al final.

La ingesta de alimentos ricos en polifenoles como el cacao o el té verde, disminuye la susceptibilidad de la LDL a la oxidación [26]. Estos efectos son muy palpables en el caso de los diabéticos. Se reduce la peroxidación lipídica muy significativamente en adultos obesos con esta patología frente a adultos sanos con el consumo de encapsulado de extracto de granada [27].

Recientemente se ha publicado un estudio en EEUU desarrollado a lo largo de veinte años, en el que se demuestra que la capacidad antioxidante de la dieta según el patrón dietético de que se trate y la presente en la sangre a través de marcadores está muy relacionada [28]. Es decir: en un patrón dietético de alto consumo de carne, se comprueba que hay un nivel mucho mayor de marcadores de estrés oxidativo que en dietas con alto contenido en frutas y verduras.

Otro ejemplo de constatación de efecto positivo de los antioxidantes en enfermos es el de un estudio en pacientes con patología renal sometidos a hemodiálisis, realizando una suplementación en su dieta con uva roja rica en polifenoles, demostrando la capacidad para reducir los daños provocados por estrés oxidativo [29].

La cantidad de compuestos con función antioxidante y beneficiosa para el organismo es variable según la fruta y verdura de que se trate. Por ejemplo, la granada presenta mejor capacidad antioxidante que la manzana [30], y valores muy similares a diferentes tipos de bayas [31]. Esta capacidad depende de la cantidad de consumo de cada una de ellas [32] y la duración del consumo [33]. Los efectos son positivos de inmediato, pero son mucho más importantes los efectos a medio y largo plazo.

Una de las unidades más comúnmente aceptadas como medida de la capacidad antioxidante de un alimento es el ORAC (abreviatura de «capacidad de absorción de radicales de oxígeno» en inglés). Aunque esta medida es *in vitro* o en laboratorio, da una idea aproximada de esa capacidad de neutralizar radicales libres *in vivo* o en el organismo humano. Cabe destacar a este respecto, que además de las frutas y verduras que tienen una diversa capacidad antioxidante —mayor en bayas o frutos rojos, ciruelas, cacao y té según la cantidad de polifenoles que contengan—, hay otros alimentos con un elevado nivel ORAC, como el jengibre, el orégano o la menta, por ejemplo.

> ℹ️ Los frutos rojos, las ciruelas, el cacao, el té, el jengibre, la menta o el orégano tienen una elevada capacidad antioxidante, comparada con otras frutas y verduras.

Los mecanismos de acción de esta actividad antioxidante en el organismo de los compuestos bioactivos presentes en frutas y verduras se han determinado en diferentes estudios de intervención con alimentos [15, 34, 35].

En otros casos también se ha probado el efecto de la combinación de alguna de ellas. Aunque el efecto de éstas sea positivo, por ejemplo, en el caso de la granada y el limón, se demuestra que hay una sinergia positiva en ambos, siendo el efecto de la combinación mejor que por separado [36].

Los procesos inflamatorios están muy asociados a los procesos de oxidación. En los procesos inflamatorios crónicos hay una sobreproducción de sustancias oxidantes como eicosanoides, citoquinas, quimiocinas y metaloproteinas. Los polifenoles actúan como moduladores de respuesta a predisposición a enfermedades crónicas inflamatorias, como por ejemplo artritis reumatoide o psoriásica. [37]. También se ha estudiado esta respuesta inflamatoria relacionada con el daño muscular en ejercicio físico intenso como un maratón [38]. En este caso, se realizó un estudio en maratonianos en 2014 para comprobar si la ingesta de antioxidantes flavonoides atenuaba la inflamación provocada en la carrera, demostrando su efecto positivo. En otro caso, dos años antes, en 246 jóvenes sanos brasileños se determinaron marcadores de inflamación, relacionándose con sus hábitos dietéticos y su consumo de frutas y verduras. Se pudo establecer una fuerte relación entre el consumo de estos y la disminución de los marcadores [39], así como en personas de edad avanzada con enfermedades neurodegenerativas [16], donde hay una vulnerabilidad mayor al haber mayor estrés oxidativo propio del envejecimiento, reduciendo los marcadores de inflamación y mejorando por tanto la función motora.

Como vemos, son varios ejemplos en situaciones diferentes, donde se demuestra siempre cómo los antioxidantes naturales de las frutas y verduras reducen la actividad antiinflamatoria e incluso tienen una capacidad neuroprotectora, es decir, la capacidad de proteger el sistema nervioso de la degeneración propia de la edad y retrasar la pérdida de la función motora y cognitiva o muerte y degeneración neuronal, como también veremos posteriormente de forma más amplia [17, 25].

Función cognitiva

Antes de comenzar a describir la enfermedad de Alzheimer y otras patologías que afectan a nuestro organismo y más concretamente a la cognición, hemos de saber qué es la función cognitiva y qué características nos asemejan a los animales, y cuáles nos hacen ser seres diferentes y superiores a ellos.

En primer lugar, podríamos definir la función cognitiva o cognición como los diferentes procesos que permiten relacionarnos y entender el medio que nos rodea a través de lo que percibimos por los sentidos y que utilizamos o almacenamos para utilizarlo posteriormente.

Algunas de estas funciones son la atención, la memoria y el lenguaje. Para entender un poco mejor la complejidad y variedad de tipos de funciones cognitivas, estas son algunas definiciones:

- **Atención sostenida**: es la capacidad de mantener la atención en un estímulo o tarea durante un largo periodo de tiempo.
- **Atención selectiva**: es la capacidad de focalizar la mente en una tarea o estímulo concreto a pesar de la existencia de otros estímulos.
- **Memoria sensorial:** es la capacidad de retener las percepciones recibidas por los receptores de los órganos

de los sentidos, una vez que el estímulo sensorial ha desaparecido durante un breve periodo de tiempo de unos segundos.

- **Memoria inmediata o a corto plazo**: es la capacidad de mantener una pequeña cantidad de información un corto periodo de tiempo, unos segundos.

- **Memoria a largo plazo**: es la capacidad de almacenar información y recuerdos durante un largo periodo de tiempo de forma indefinida.

- **Memoria declarativa o explícita**: forma parte de la memoria a largo plazo y es aquella que almacena recuerdos que podemos evocar de forma consciente.

- **Memoria no declarativa o implícita**: también dentro de la memoria a largo plazo, es la relacionada con lo inconsciente (conducir, montar en bicicleta y otras habilidades o destrezas).

- **Memoria episódica**: dentro de la declarativa (consciente), es la que almacena experiencias personales concretas y por lo tanto únicas.

- **Memoria semántica**: dentro de la declarativa, a diferencia de la episódica, almacena información relativa a hechos concretos específicos que no tienen que ver con la experiencia personal (vocabulario, nombres de países, ciudades, etc.).

- **Funciones ejecutivas**: son las funciones mentales complejas como la planificación, la organización, el razonamiento o la toma de decisiones.

- **Memoria de trabajo**: es el conjunto de procesos que nos permiten el almacenamiento y el manejo de la información para la realización de tareas cognitivas complejas o funciones ejecutivas como el lenguaje, la lectura, las matemáticas, etc.

Las funciones ejecutivas y muchos tipos de memoria son específicos de nuestra especie (funciones cognitivas complejas). Otros tipos de memoria, como la memoria sensorial o a corto plazo, son funciones cognitivas básicas, comunes a otros animales menos evolucionados que el hombre. La atención también es característica común con los animales, incluso hay algunos que tienen esta capacidad muy desarrollada, como algunas aves, perros, o por supuesto otros más evolucionados, como los simios.

Nuestro cerebro es inmaduro al nacer, y con los años vamos adquiriendo capacidades, habilidades y destrezas complejas, a medida que va madurando, gracias a su enorme plasticidad. Por ejemplo: las funciones ejecutivas no se ven completamente desarrolladas hasta alrededor de los veinticinco años, cuando llega su pico máximo, y a partir de ese momento comienza su declive. Así, sabemos que la función cognitiva disminuye con la edad de manera natural y progresiva, sin que medie ninguna enfermedad. [40].

> ℹ️ Nuestro cerebro alcanza su madurez alrededor de los veinticinco años, desde la inmadurez que presenta al nacimiento. A partir de esta edad comienza su declive paulatino, disminuyendo las funciones cognitivas de forma progresiva y de forma natural.

Test validados

Existen numerosos test cognitivos validados por la comunidad científica, para realizar pruebas en humanos y determinar así si existe una funcionalidad adecuada y normal o si está mermada.

Existen pruebas validadas como el **test de Reynolds**, que se emplea en estudios clínicos o de intervención (estudios científicos donde se experimenta en personas con un grupo control y otro en el que se interviene para comparar resultados en ambos), encaminados a determinar el estado cognitivo de partida, siendo básicamente un *screening* o test de inteligencia. Se emplea en niños para discriminar problemas intelectuales en niños con déficit de atención, y en adultos para evaluar función en sujetos que han sufrido un accidente con traumatismo craneoencefálico. Está compuesto por pruebas de adivinanzas y figuras, entre otras.

Para medir o evaluar la atención selectiva, se emplea el **test de Stroop**, una prueba en la que el individuo ha de clasificar la información del entorno y reaccionar selectivamente a esa información. Esta prueba se ha empleado en estudios en adultos, e incluso es muy utilizado en estudios de intervención para evaluar efectos positivos de alimentos en memoria y atención en niños y adultos.

Otro de los tests muy empleado es el **test de RVIP** (*rapid visual information processing*) o test de procesamiento rápido de información visual, para evaluar la función ejecutiva.

En estudios de valoración cognitiva se utiliza mucho el **test de RAVLT** (*Rey auditory verbal learning test*) o test de aprendizaje auditivo verbal de Rey.

Otras variantes son el test de aprendizaje visual y espacial de memoria no verbal (VSLT) y el test de aprendizaje visual y verbal que evalúa memoria verbal (VVLT), realizados en adultos para evaluar memoria.

Es muy positivo el llamado TMT (*trail making task*) o tarea de rastreo, siendo muy utilizado para evaluar función ejecutiva en niños y adultos y empleado en estudios de intervención para evaluar cognición.

En estudios relacionados con enfermedades neurodegenerativas como enfermedad de Alzheimer, se utiliza test MMSE (*mini mental state examination*). Esta prueba combina la evaluación de orientación temporal con preguntas del tipo: «¿En qué fecha, año o día de la semana estamos?». También se realizan preguntas acerca de la orientación espacial, averiguando si el sujeto sabe en qué ciudad, país, hospital o lugar se encuentra, y una evaluación de la memoria a corto plazo con repetición de palabras en dos fases para evaluarlo en dos tiempos, el cálculo y el lenguaje.

El mini test mental ha de realizarse periódicamente en pacientes diagnosticados, para comprobar la evolución de la enfermedad y el eventual paso a otros grados más avanzados de la misma, en combinación o no con otros test o pruebas de praxias.

MINI MENTAL STATE EXAMINATION (MMSE)

Basado en Folstein et al. (1975), Lobo et al. (1979)

Nombre: Varón [ ]   Mujer [ ]
Fecha: F. nacimiento: Edad:
Estudios/Profesión: N. Hª:
Observaciones:

Preguntas	Categoría	
¿En qué año estamos? 0-1 ¿En qué estación? 0-1 ¿En qué día (fecha)? 0-1 ¿En qué mes? 0-1 ¿En qué día de la semana? 0-1	ORIENTACIÓN TEMPORAL (Máx.5)	
¿En qué hospital (o lugar) estamos? 0-1 ¿En qué piso (o planta, sala, servicio)? 0-1 ¿En qué pueblo (ciudad)? 0-1 ¿En qué provincia estamos? 0-1 ¿En qué país (o nación, autonomía)? 0-1	ORIENTACIÓN ESPACIAL (Máx.5)	

Nombre tres palabras Peseta-Caballo-Manzana (o Balón-Bandera-Arbol) a razón de 1 por segundo. Luego se pide al paciente que las repita. Esta primera repetición otorga la puntuación. Otorgue 1 punto por cada palabra correcta, pero continúe diciéndolas hasta que el sujeto repita las 3, hasta un máximo de 6 veces.
    Peseta 0-1   Caballo 0-1   Manzana 0-1
    (Balón 0-1   Bandera 0-1   Árbol 0-1)
	Nº de repeticiones necesarias
	
	FIJACIÓN-Recuerdo Inmediato (Máx.3)	

Si tiene 30 pesetas y me va dando de tres en tres, ¿Cuántas le van quedando?. Detenga la prueba tras 5 sustracciones. Si el sujeto no puede realizar esta prueba, pídale que deletree la palabra MUNDO al revés.
  30 0-1   27 0-1   24 0-1   21 0-1   18 0-1
  (O 0-1   D 0-1   N 0-1   U 0-1   M 0-1)
	ATENCIÓN-CÁLCULO (Máx.5)	

Preguntar por las tres palabras mencionadas anteriormente.
    Peseta 0-1   Caballo 0-1   Manzana 0-1
    (Balón 0-1   Bandera 0-1   Árbol 0-1)
	RECUERDO diferido (Máx.3)	

.DENOMINACIÓN. Mostrarle un lápiz o un bolígrafo y preguntar ¿qué es esto?. Hacer lo mismo con un reloj de pulsera. Lápiz 0-1 Reloj 0-1 .REPETICIÓN. Pedirle que repita la frase: "ni sí, ni no, ni pero" (o "En un trigal había 5 perros") 0-1 .ÓRDENES. Pedirle que siga la orden: "coja un papel con la mano derecha, dóblelo por la mitad, y póngalo en el suelo". Coje con mano d. 0-1 dobla por mitad 0-1 pone en suelo 0-1 .LECTURA. Escriba legiblemente en un papel "Cierre los ojos". Pídale que lo lea y haga lo que dice la frase 0-1 .ESCRITURA. Que escriba una frase (con sujeto y predicado) 0-1 .COPIA. Dibuje 2 pentágonos intersectados y pida al sujeto que los copie tal cual. Para otorgar un punto deben estar presentes los 10 ángulos y la intersección. 0-1	LENGUAJE (Máx.9)	
Puntuaciones de referencia 27 ó más: normal 24 ó menos: sospecha patológica 12-24: deterioro 9-12 : demencia	Puntuación Total (Máx.: 30 puntos)	

a.e.g.(1999)

💡 **CONSEJO**

Aunque existen diversos test para evaluar o medir la función cognitiva, el mini test mental (MMSE), es el más comúnmente empleado para evaluación del nivel o grado en un paciente con enfermedad de Alzheimer.

Cognición y edad

La población joven tiene unos requerimientos mayores en cuanto al metabolismo basal y la renovación celular, con lo que las necesidades nutricionales son más exigentes en el cerebro, sobre todo por el desgaste de la función cognitiva.

Así, en el caso de la población joven universitaria, por ejemplo, los hábitos de vida y nutricionales se hacen más importantes. El hecho de llevar una dieta mediterránea como patrón dietético saludable, da lugar a disminuir el riesgo de demencia y de padecer enfermedades neurodegenerativas de estos jóvenes cuando tengan una edad avanzada. Esto ha sido demostrado en numerosos estudios realizados recientemente; por ejemplo, se ha puesto de manifiesto cuando se han realizado pruebas de rapidez verbal, visual y memoria a más de 1400 franceses de 65 años. De hecho, está demostrado que existe una fuerte relación entre la dieta, el sueño y el cortisol (estrés) [41-43].

Aunque no hay muchas referencias en jóvenes que relacionen patrones dietéticos y cognición de forma directa, sí se ha comprobado que un patrón dietético saludable como el que he relatado en apartados anteriores, en edades entre los dieciocho y treinta años, se asocia con una mejor función cognitiva en años posteriores, cinco e incluso veinticinco años después [44], incluso en la realización de planes de acción, es decir con funciones cognitivas complejas como la planificación, planteamiento de objetivos, evaluación, organización, etc., todo ello orientado al futuro y a la consecución de una meta, tan importantes en edades jóvenes [45].

Igualmente, hábitos de vida o comportamientos no saludables como el consumo de alcohol, fumar, poca actividad física o escaso consumo de fruta y verdura han sido relacionados con la capacidad cognitiva (memoria y función ejecutiva). La intensidad y la duración de estas actividades repercuten de forma inversamente proporcional en la mejora de la capacidad cognitiva a largo plazo [46].

Se ha constatado tanto en niños como en adolescentes que el consumo de fruta y verdura, principalmente debido a la capacidad de los flavonoides de aumentar la serotonina y otros neurotransmisores, mejora el estado de ánimo y por tanto la función ejecutiva, y reduce el riesgo de padecer depresión [47]. Asimismo, se ha demostrado la relación inversa entre factores de estrés oxidativo en adolescentes y consumo de fruta y verdura en la dieta [48].

¡OJO!

Aunque los hábitos de vida saludables y llevar unos patrones dietéticos adecuados son importantes a cualquier edad, el seguirlos en etapas anteriores a la vejez, previene problemas de salud en edades futuras, mejora funciones cognitivas y previene depresión en esas edades.

Proteína CREB e hipocampo

El hipocampo es el órgano del cerebro que está principalmente involucrado en la memoria, sobre todo en la memoria episódica o declarativa y en los procesos de aprendizaje, y muy especialmente en la memoria a largo plazo, o mejor dicho, en el paso de la memoria de corto plazo a largo plazo. En el caso de las estructuras cerebrales, es muy importante su ubicación y la relación entre ellas. El hipocampo está ubicado en el sistema límbico del cerebro. Es un conjunto de estructuras principalmente asociado a las emociones, y que recibe este nombre por su forma parecida al *hippocampus* o caballito de mar. No constituye un almacén o disco duro de memoria, sino que interviene en estos procesos.

El hecho de que esta estructura cerebral se encuentre en el sistema límbico, hace que los recuerdos alojados en el largo plazo se asocien frecuentemente a olores o a aromas por su cercanía al bulbo olfativo —también presente en el sistema límbico—, o que aquello que recordamos mejor sea aquello que nos provocó una fuerte emoción, sea mala o buena; en cualquier caso, siempre es mayor el recuerdo cuanto mayor fuera la emoción.

El hipocampo también está junto a la amígdala, otra estructura relacionada con la impulsividad o la agresividad y la regulación de las emociones. Esta es la razón de que en muchos pacientes con enfermedad de Alzheimer muestren mucha agresividad, irritabilidad y delirios a partir de los grados 3 y sobre todo 4, como veremos más ampliamente.

Podríamos decir que el hipocampo controla el comportamiento instintivo asociado a la conservación de la especie y la amígdala es el comportamiento instintivo de cara a la supervivencia, ambos integrados en el sistema límbico que en su conjunto controla las emociones y la percepción olfativa.

También en enfermos con enfermedad de Alzheimer, una de las primeras estructuras que se dañan es el hipocampo. Por esa razón preservan los recuerdos de la niñez, por ejemplo, pero no pueden pasar del corto plazo al largo plazo, y así no recuerdan lo que se les ha dicho hace unos instantes o lo que comieron ayer, y a grados mayores más déficit de memoria. Esto no quiere decir que no puedan aprender cosas o habilidades nuevas, ya que esto no está asociado a esta área del cerebro, pero no recordarán cómo ni cuándo lo han aprendido…

Como ya hemos visto en capítulos anteriores, también se ha evaluado la relación de la cognición —por ejemplo, la memoria a largo y corto plazo— con el consumo de frutas y el contenido en polifenoles, sobre todo antocianinas. A principios de los noventa se descubrió el mecanismo de acción por el que los polifenoles intervienen en la plasticidad neuronal, es decir, los cambios en las células cerebrales que dan lugar a la generación de memoria a largo plazo y aprendizaje. Es a través de una proteína llamada CREB (*camp response element binding*) o también recibe el nombre de «proteína de los recuerdos». Esta proteína se une a una secuencia de ADN y regula la transcripción de un gen que interviene en los procesos de memoria llamado BDNF. [36, 49].

> ⓘ El hipocampo es la estructura del cerebro que principalmente interviene en los procesos de memoria y aprendizaje a través de la proteína CREB y la transcripción de un gen. Por el consumo de --sobre todo-- antocianinas, entre otras frutas, aumenta esta proteína.

Flujo cerebrovascular

Los flavonoides y las antocianinas tienen un efecto positivo en las células cerebrales asociado a la memoria y a la función neuronal, como hemos detallado anteriormente, pero esto se debe principalmente a que estos componentes aumentan el flujo sanguíneo cerebrovascular.

Esto se demostró en un estudio realizado a dieciséis jóvenes ingleses en 2006, a los que se les administró cacao, que es rico en flavonoides y se les realizó una resonancia magnética, comprobándose un aumento de flujo sanguíneo en determinadas áreas cerebrales tras la administración del preparado [50]. En otro estudio similar de hace tres años, realizado también en jóvenes ingleses combinando resonancia con pruebas cognitivas a través de tests y la administración de un jugo de frutas, se obtuvo un resultado similar [51]. Además de estos dos, se han realizado muchos estudios más en distintas franjas de edad, administración de diferentes polifenoles y combinaciones de ellos, con la realización de variadas pruebas analíticas en sangre, pruebas cognitivas y diagnósticos por imagen para evaluar el flujo sanguíneo cerebrovascular y su relación con lo obtenido en las pruebas cognitivas y en las determinaciones sanguíneas [52].

Este aumento del flujo sanguíneo cerebrovascular provoca una mejora en la plasticidad sináptica, mejorando la cognición a través del fortalecimiento de la conexión sináptica en los receptores neuronales, que es la forma de comunicación entre las células nerviosas [53].

Las catequinas procedentes sobre todo del té verde, participan en la ruta química de fabricación de proteína CREB y cambios en el sistema vascular y por tanto cerebrovascular, aumento de la plasticidad neuronal y nacimiento y renovación de células nerviosas [35]. Es algo así como una serie de reacciones químicas en cadena, donde unos compuestos dan lugar a otros y activan al siguiente, y así sucesivamente, como fichas de dominó.

Las epigalocatequina galato, epicatequina, antocianinas y pelargonidinas son los flavonoides que mejor atraviesan la barrera hematoencefálica, y por tanto tienen un mayor efecto en la cognición. Es decir, té verde, cacao, granada, ciruela, frutos rojos como la grosella, uva negra, arándanos, moras, cerezas, etc. [49]

Las reacciones químicas que ocurren en el organismo, que mejoran o promueven la función cognitiva, tienen lugar cuando se consumen polifenoles flavonoides, que provocan un aumento del riego sanguíneo en cerebro.

Patologías cognitivas

Desde la segunda mitad del siglo XX, debido a la disminución de la tasa de mortalidad, la creciente esperanza de vida y la disminución de la fertilidad y la natalidad han dado lugar a un envejecimiento progresivo de la población. Las personas mayores de 65 años constituían el 15 % de la población occidental en 2010 y se espera que sean el 25 % en 2050. Esta situación hace que se haga necesario buscar y promover un envejecimiento saludable en estas poblaciones.

Aunque las patologías citadas en el primer capítulo, como la diabetes, la obesidad y las enfermedades cardiovasculares que dan lugar al síndrome metabólico, vienen a ser las enfermedades del presente y del futuro y las que con diferencia provocan más muertes en occidente —como se ha demostrado ampliamente en numerosas publicaciones y estadísticas que aportan los organismos sanitario—, son también en muchos casos patologías asociadas a personas con edad avanzada y enfermedades degenerativas que afectan a la cognición como la enfermedad de Alzheimer o la demencia [54-56]. Estas enfermedades son procesos crónicos que presentan pérdida de neuronas que dan lugar a déficits cognitivos.

Debido a la falta de tratamientos preventivos efectivos contra las demencias, el número de personas con esta afección aumenta.

El problema asociado a las patologías cognitivas no se limita solamente al enfermo, lo que ya es suficientemente grave por la disminución de su desarrollo profesional, personal y la disminución significativa de su calidad de vida, sino que afecta a sus familias y genera un coste social, sanitario y de dependencia muy elevado [57]. Los datos son aterradores. Los costes mundiales de estas enfermedades fueron en 2015 de 818 millones de dólares, pero lo peor es que tuvieron un aumento del 35 % desde 2010, en tan solo cinco años. El 86 % de estos costes a nivel mundial tienen lugar en países desarrollados. Para que nos hagamos una idea de lo que esto supone, estos costes totales son bastantes más elevados que el valor global de compañías como Apple. Para 2020 estos costes totales mundiales habrán superado el trillón de dólares.

Ante esta situación, se hace necesario encontrar un tratamiento efectivo o actuar en la prevención. Como veremos posteriormente, aunque el origen de estas enfermedades sea variado, sí que hallamos puntos comunes que hace que podamos abordar las mismas en cuanto a prevención se refiere.

Además, lo que a mí me resulta más grave de todo para terminar de aumentar la gravedad de este problema es que las demencias están aumentando en la población en los últimos tiempos en personas cada vez más jóvenes.

Me gustaría destacar varios puntos que considero esenciales para prevenir estas enfermedades degenerativas, ya que hay factores cuyo control está al alcance de nuestra mano:

— **Plasticidad neuronal.** El aprendizaje continuo y la estimulación cognitiva fomentan la comunicación neuronal, y por tanto la plasticidad neuronal, disminuyendo así el riesgo de padecer la enfermedad. Se ha demostrado que el aprendizaje de idiomas u otras disciplinas como la música, disminuye la prevalencia por una mayor actividad cerebral. Es como decir que mantenemos al cerebro activo, y eso es muy importante porque evita la degeneración. Una menor permanencia en el sistema educativo está asociado a un mayor riesgo de padecer enfermedad de Alzheimer y otras demencias. Un bajo nivel educativo hace más vulnerable al cerebro [58]. Esto es lo que se llama *reserva cognitiva*. Es algo así como un disco duro. Se trata de la cantidad de información adquirida con la edad que va a servir de base de datos en caso de aparición de la enfermedad, para poder afrontarla mejor. Este razonamiento se ha puesto de manifiesto en diversos estudios como, por ejemplo uno en el que participaron pacientes con deterioro cognitivo leve y sin él, determinándose que aquellas personas con baja escolaridad tenían casi un 17% más de riesgo de padecer la enfermedad [59].

— **Alimentos.** Para prevención de enfermedad de Alzheimer hemos de combinar consumos muy reducidos de grasas saturadas y azúcares, altos en ácidos grasos Ω3 y altas ingestas de frutas y verduras. Con el consumo de estos alimentos, disminuiremos el riesgo de padecer esta patología.

— **Patrón dietético.** No solo son importantes los alimentos que se consumen y su origen y composición, sino el conjunto de estos a lo largo del tiempo y la asociación entre ellos. Es lo que conocemos como dieta. Es el patrón de consumo de esa persona. Se trata del conjunto de alimentos que una determinada persona consume en un periodo de tiempo, como por ejemplo un mes. Un patrón dietético sería la dieta mediterránea, caracterizada por el alto consumo de frutas y verduras, cereales como fuente de hidratos de carbono, frutos secos, aceite de oliva y vino en cantidades moderadas. Otro patrón sería uno con alto consumo de carne, hiperproteico. Este factor se ha estudiado recientemente en un análisis de más de 1600 chinos. Los investigadores han demostrado cómo las personas que tenían un patrón dietético basado en frutas y verduras eran mucho menos prevalentes de demencia que los que seguían un estilo de alimentación occidental [60].

— **Estilo de vida.** Otros factores asociados a un estilo de vida saludable encaminado a prevenir enfermedades neurodegenerativas son importantes, como el sueño en cantidad y calidad, beber al menos dos litros de agua al día o más dependiendo del peso, la edad y la actividad física para mantener el organismo hidratado, limitar el consumo de alcohol, no fumar y hacer una actividad física periódica regular —al menos andar— [61]. En aquellas personas susceptibles de desarrollar Alzheimer, el consumo de tabaco aumenta las posibilidades de demencia hasta cinco veces más.

— **Enfermedades.** La diabetes y la obesidad, junto con el síndrome metabólico (hipertensión, colesterol y triglicéridos en sangre y obesidad abdominal) son factores de riesgo que inducen a la aparición de demencias. El haber sufrido un accidente cardiovascular (ictus, infarto, e,tc) son factores de riesgo muy elevados. Otro factor de riesgo es la pérdida auditiva.

— **Neurotransmisores.** Como ya he descrito anteriormente, la enfermedad de Alzheimer se caracteriza por bajos niveles de acetilcolina y de otros neurotransmisores como la dopamina. Otra vía de prevención o tratamiento puede ser aumentar los mismos de forma externa o promover su síntesis por medio del propio organismo.

— **Flujo cerebrovascular.** La relación entre el flujo sanguíneo en el cerebro y el riesgo de enfermedad es inversa. Es decir, cuanto mayor sea la cantidad de sangre que irriga el cerebro, menor riesgo de padecer la enfermedad.

— **Relaciones sociales.** Una actividad social intensa disminuye el riesgo de padecer demencias, y sobre todo enfermedad de Alzheimer. El aislamiento social en mayores de 65 años constituye un factor de riesgo importante de cara a la aparición de demencias. Estas relaciones sociales son más importantes si cabe, sobre todo en diagnosticados de deterioro cognitivo leve, de cara a la progresión de la enfermedad a otros grados.

— **Otros factores.** Otro de los factores que no podemos controlar es la edad. Ya hemos visto que es fundamental este factor, y de hecho es el más importante. Sobre todo afecta a mayores de 65 años, aunque se puede comenzar el deterioro cognitivo leve a edades más tempranas y la prevalencia es mucho mayor a partir de los 85 años. Otro factor es la genética. A este respecto hay que señalar que no es un factor determinante en esta enfermedad, y que en contra de lo que inicialmente se creía, no es una enfermedad de tipo genético y no es heredable, aunque pueda tener un bajo componente hereditario, mucho menos importante que el resto de factores reseñados en este apartado.

La enfermedad de Alzheimer

La enfermedad de Alzheimer es la enfermedad degenerativa más importante y prevalente en el mundo, afectando en la actualidad a 400 casos por 100 000 habitantes es decir, a 35 600 000 personas con una prevalencia del 0,5 %, a 717 000 personas en España y una prevalencia de un 1 % más (1,5%). Debido a los factores expuestos anteriormente, el número de casos avanza de forma imparable y se va doblando cada veinte años, esperándose que en 2050 el número de casos supere los 150 millones a nivel mundial y el millón en España.

Fue descrita en el año 1906 por Alois Alzheimer, psiquiatra y neurólogo alemán, después de examinar el cerebro de una paciente tras su muerte y una vez que había observado sus síntomas durante los cinco últimos años de su vida.

Fue en el año 1992 cuando la Organización Mundial de la Salud definió la enfermedad de Alzheimer como una «dolencia degenerativa cerebral primaria, de etiología desconocida, que presenta rasgos neuropatológicos y neuroquímicos característicos. En términos funcionales, la enfermedad de Alzheimer es el deterioro global de todas las funciones corticales superiores, incluyendo la memoria, la capacidad para resolver los problemas de la vida diaria, la ejecución de las habilidades perceptivas y motoras aprendidas y el control de las reacciones emocionales en ausencia de un intenso embotamiento de la conciencia».

Esta enfermedad se caracteriza por la formación de unas placas denominadas β-amiloide, que son una degeneración de una proteína necesaria para la supervivencia de las neuronas, formando esas placas a modo de conglomerado y la formación de unos ovillos a modo de lesión. A nivel funcional es característica la pérdida de memoria y los problemas de aprendizaje. También se ha observado a nivel químico en el organismo, la disminución de las neuronas colinérgicas y la acetilcolina, un neurotransmisor necesario en estos procesos cerebrales cognitivos.

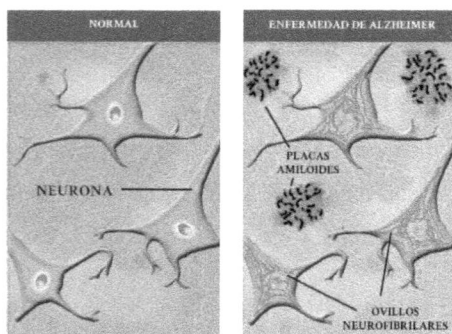

Uno de los principales orígenes demostrados en relación a esta enfermedad es la formación de especies reactivas de oxígeno (ERO), generando y acumulando un estrés oxidativo que daña a las membranas celulares y a la división celular en tejido cerebral. Como siempre ocurre en estos casos —y de ahí que esta enfermedad sea degenerativa— es que estas reacciones son en cascada y promueven una muerte celular en cadena.

Escala de deterioro global (GDS)

Esta escala denominada de forma abreviada GDS por sus siglas del inglés (*global deterioration scale*) o escala de deterioro global, clasifica a los pacientes según el estadio o etapa del deterioro cognitivo en la enfermedad de Alzheimer. Esta escala fue elaborada por Barry Reisberg. El Dr. Reisberg es psiquiatra, investigador y profesor en la facultad de Medicina en la Universidad de Nueva York, y tiene una dilatada experiencia en investigación sobre la enfermedad de Alzheimer. Ha publicado numerosos artículos y libros entre los que se encuentran en el que describe la escala GDS, internacionalmente establecida en la actualidad [62]. Los grados de la escala GDS aumentan sucesivamente con el grado de dependencia y son:

- **GDS-1: Ausencia de alteración cognitiva.** Este grado es la normalidad cognitiva.

- **GDS-2: Disminución cognitiva muy leve.** Son los primeros síntomas y señales de alarma. Deterioro cognitivo subjetivo referente a pequeños olvidos.

- **GDS-3: Deterioro cognitivo leve (DCL).** Primera evidencia diagnóstica de enfermedad de Alzheimer. Primeros defectos del lenguaje, en la lectura de un párrafo se retiene muy poca información, pérdidas de memoria a corto plazo de personas nuevas que haya conocido, por ejemplo, defectos de concentración, etc. En este caso me voy a detener un poco más por su importancia y la confusión que lleva a veces con un defecto cognitivo propiamente dicho.

El DCL puede estar o no presente en la vejez y dentro o no de enfermedad de Alzheimer u otras demencias, ya que puede constituir un deterioro habitual en personas de edad avanzada, que es lo que se conoce como deterioro de memoria asociado a la edad (DEMAE). Esta alteración no es considerada una enfermedad. Muchas veces esta pérdida subjetiva de memoria está muy relacionada con las ansiedades y miedo por desarrollar una demencia.

Precisamente en DCL dentro de un GDS-3 de paciente de enfermedad de Alzheimer, es lo que cobra la mayor importancia a mi juicio, ya que permite adelantarse a las familias de estos pacientes y a los centros terapéuticos en el abordaje de la enfermedad. Es característico de estos pacientes el principio de afectación en la memoria episódica (recuerdos personales y vivencias personales vividas).

A nivel de tratamiento, como veremos posteriormente, la detección precoz a este nivel hace que la integración social, el acogimiento familiar y las terapias grupales sean muy efectivas de cara a la progresión del deterioro, una vez que los tratamientos no farmacológicos no son totalmente efectivos y no inciden en la evolución de la enfermedad.

- **GDS-4: Defecto cognitivo moderado.** Déficits de memoria más agudizados como la propia historia personal (memoria episódica), incapacidad de concentrarse y realización de tareas complejas, etc.
- **GDS-5: Defecto cognitivo moderado – grave.** No recuerda datos relevantes de su vida actual como su di-

rección, cierta desorientación temporal y espacial, olvido de nombres de familiares, irritabilidad y agresividad.

- **GDS-6: Defecto cognitivo grave.** Olvido del nombre del cónyuge y familiares directos, desorientación total, síntomas obsesivos, violencia, delirios, infantilización.
- **GDS-7: Defecto cognitivo muy grave.** Incontinencia urinaria. Necesita asistencia en aseo y alimentación. Prácticamente pérdida del lenguaje.
- **GDS-8: Fase terminal.** Pérdida de conciencia, lenguaje y motora.

Síntomas y diagnóstico

Aunque el diagnóstico de la enfermedad es muy complejo, sobre todo en las fases iniciales, es muy importante acudir a los médicos especialistas con prontitud ante las primeras señales de alarma que podamos sospechar de la enfermedad, pues es muy importante un diagnóstico precoz.

Los síntomas de la enfermedad a nivel general, que deben ser observados durante semanas o meses mediante evaluaciones sucesivas para constatar el diagnóstico y evolución son [63]:

» **Déficit de memoria a corto plazo.** Es lo que se denomina *amnesia*. Tal y como detallé en el capítulo referente al hipocampo, este síntoma se relaciona con una afección directa en esta estructura cerebral. No obstante, hay que tener en cuenta que la pérdida de memoria es un síntoma de degeneración propio de la edad sin que signifique necesariamente que toda persona mayor de 65 años que tenga pérdidas de memoria padezca la enfermedad. Con la evolución de la enfermedad la amnesia pasa a la memoria semántica y episódica. (GDS 4 en adelante).

» **Problemas con función ejecutiva.** Es típico de fases iniciales de la enfermedad (GDS 2 y 3) la dificultad para mantener la atención, concentrarse y hacer tareas de planificación básica.

» **Alteraciones del lenguaje.** Dificultades para seguir una conversación, lectura o utilizar las palabras adecuadas. Esto se da a partir de demencia moderada (GDS 5-6).

» **Desorientación y dificultad de realización de tareas propias del día a día.** Una característica de los pacientes en grados iniciales que dan la señal de alarma a familiares además de los dos anteriores, son estos (GDS 2-3).

» **Trastorno del sueño.** La alteración del cortisol y otras catecolaminas influyen en la calidad y cantidad del sueño, como veremos más detalladamente con posterioridad. Se da insomnio, inversión del ciclo del sueño, sueño fragmentado.

» **Depresión y ansiedad.** Es característico que sobre todo en los grados iniciales (GDS 2-3) de la enfermedad, el paciente muestre una no aceptación de la enfermedad que, unido al trastorno de los niveles de catecolaminas y las reacciones de familiares y amigos, junto con las lesiones cerebrales, puedan conducir en algunos casos a síntomas como llanto, sentimientos de culpa e inutilidad, tristeza, anhedonia, sentimiento de ser una carga, falta de esperanza, etc. Podríamos decir que es el síntoma psicológico más común en esta enfermedad, unido a la apatía (desinterés por el entorno) y la ansiedad.

» **Trastorno del apetito.** Es típico de estos pacientes el aumento o la disminución del apetito.

» **Delirio, alucinaciones.** En los GDS 5-6 es habitual la presentación de estos síntomas. Las alucinaciones son más frecuentes visuales que auditivas. Vienen a ser impresiones sensoriales o perceptivas que acontecen sin que exista un estímulo real que las provoque. Los delirios son creencias falsas que se fundamentan en conclusiones incorrectas sobre la realidad y que la persona mantiene a pesar de las evidencias. Pueden tomar diversas formas: creencia de que las personas que viven en su casa son extraños, que las personas que salen en la televisión entran en su casa, de robo, de infidelidad, de abandono, etc.

» **Agitación e irritabilidad.** También es típico de los GDS 5-6 y suelen ir unidos a los anteriores. En estos casos es muy importante la intervención de la familia y de las personas que lleven adelante los cuidados de los pacientes y la relación con otros pacientes. En los grados iniciales son habituales cambios de humor sin llevar a esa irritabilidad de grados más avanzados.

i Actualmente no existe ningún diagnóstico concluyente de esta enfermedad y tan solo se puede diagnosticar de forma definitiva con una biopsia cerebral. De ahí la importancia de la intervención diagnóstica de profesionales multidisciplinares (neurólogo, psicólogo, fisioterapeuta, trabajador social, etc.) e incluso de la familia.

El diagnóstico debe realizarse con un adecuado examen cognitivo, un análisis de sangre que descarte otras patologías y una resonancia magnética o TAC cerebral que confirme el deterioro en la masa cerebral, compatible con otras demencias. También puede ayudar al diagnóstico una punción lumbar para determinar proteína amiloide.

Una vez realizado el diagnóstico y evaluado en el GDS en que quedaría encuadrado el paciente, según los síntomas y la acentuación de los mismos con test mini mental en el que se evalúe, además del lenguaje, el cálculo, la atención, el razonamiento orientación y memoria, la reminiscencia (técnica encaminada a evaluar la memoria episódica mediante la evocación de recuerdos) e incluso praxias (habilidad para manipular objetos), comprobando así la función motora, se procederá a una evaluación individual con un nuevo test MMSE con evaluación de praxias cada mes, con el fin de comprobar la evolución no solo a nivel de memoria, escritura, lenguaje, sino también las relaciones sociales y desde el punto de vista afectivo–relacional, y posteriormente una nueva evaluación anual.

No obstante, como hay un periodo lógico de adaptación inicial, tras la primera evaluación, se debe realizar una segunda una vez transcurridas dos semanas.

Es muy importante en estos casos la labor del trabajador social a través de entrevistas, para comprobar las rutinas diarias del paciente.

Prevención y tratamiento

Según lo detallado en el capítulo anterior en cuanto a los factores de riesgo de aparición de la enfermedad, podemos deducir cuáles son los distintos abordajes de tratamiento, sobre todo encaminados a detener su progresión en la degeneración cognitiva —y en últimos grados también motora—, una vez que ya hayan aparecido los síntomas y por tanto la enfermedad.

- **Nutricional.** Importante aporte de frutas y verduras, ácidos grasos $\Omega 3$, dieta mediterránea, etc.
- **Farmacológico.** Medicamentos antihipertensivos, antiinflamatorios, inhibidores de la colinesterasa (enzima que destruye la acetilcolina, evitando que disminuyan los niveles). No hay en general tratamientos efectivos y mucho menos específicos en grados avanzados, aunque los últimos sí pueden ser más efectivos en estadios primarios o iniciales de la enfermedad, aunque no están exentos de efectos secundarios.
- **Actividad física.** La *gerontogimnasia* es muy efectiva para evitar la progresión de la enfermedad, mejoran-

do de forma indirecta el flujo sanguíneo y la renovación celular al haber mayor oxigenación.

- **Estimulación cognitiva.** Se ha mostrado como uno de los factores más importantes de cara a ralentizar la progresión de la enfermedad. Se ha comprobado que en los pacientes a los que se les habitúa a una estimulación, mucho mejor si esta es adaptada a su grado de deterioro cognitivo, la degeneración es mucho menos rápida.

- **Relaciones sociales.** Junto con el anterior y la alimentación, suponen las tres patas esenciales de abordaje de pacientes con enfermedad de Alzheimer. Se ha comprobado en centros especializados de tratamiento de enfermos y acogida de familiares, cómo en aquellos casos que acuden al centro de día y se relacionan con otras personas al menos durante las mañanas, el deterioro cognitivo se ralentiza enormemente o incluso se detiene o estabiliza por algún tiempo, mucho más en los primeros grados de la enfermedad o de detección temprana, cuando la enfermedad no está muy avanzada.

⚠ **IMPORTANTE**

A día de hoy, debido a que es una enfermedad de tremenda importancia económica, médica y social, sin posible cura y tratamiento efectivo, es fundamental la prevención y la ayuda de Asociaciones de Familiares de Enfermos de Alzheimer, que hacen una gran labor.

Según la experiencia de las Asociaciones de Familiares de Enfermos de Alzheimer y otras demencias, y de los profesionales que en ellas trabajan o realizan tareas de voluntariado, y donde se realizan evaluaciones, diagnósticos, acciones sociales de integración y acompañamiento a familiares, estimulaciones cognitivas, alimentación, terapias de *gerontogimnasia* o fisioterapia, etc., son fundamentales las relaciones sociales en estos centros entre los pacientes y la estimulación cognitiva adecuada según el GDS del paciente, para adaptar la estimulación a su grado de deterioro, además de un diagnóstico precoz para poder prevenir las actuaciones que se realizarán a lo largo del proceso de avance de la enfermedad.

Que la enfermedad tenga un avance más rápido y progresivo o se estabilice y casi detenga de manera que una persona pueda pasar en el mismo GDS cuatro o cinco años incluso, depende de que el paciente no se aísle y establezca estas relaciones sociales continuadas, y que haya una estimulación cognitiva adecuada, además de otros factores comentados como la nutrición.

En el año 2010 un grupo de investigadores, recopilaron los principales tratamientos no farmacológicos de la enfermedad de Alzheimer en la actualidad y su eficacia [64].

En esta enfermedad es muy importante para su evolución y desarrollo la parte social y de cuidados. Se hace fundamental el papel del cuidador y la familia. Es habitual que estos pasen por diferentes fases hasta la aceptación de la enfermedad y su acompañamiento. Los centros de las

Asociaciones de Familiares y Enfermos y los centros de día con sus voluntarios y profesionales son espacios necesarios para estos pacientes.

Aunque es poco común (solamente un 5 %), la enfermedad comienza antes de los 65 años e incluso alrededor de los 50. Estos casos, que se denominan como «Alzheimer precoz», avanzan rápidamente y su diagnóstico se realiza sobre todo por la disminución del rendimiento laboral o tareas de la vida diaria. A esto se le agrava la depresión y el abatimiento que conlleva la consciencia sobre la enfermedad y las reacciones y actitudes de la familia, compañeros y círculo cercano, que en muchos casos agravan aún más los síntomas. Algunos de los síntomas pueden ser:

— Olvido asuntos relativamente importantes como citas médicas o conversaciones recientes.
— Dificultades para seguir una conversación.
— Aislamiento de amigos, familiares y situaciones en las que sus déficits puedan ser evidentes. Dejan de realizar actividades que antes disfrutaban.
— Pueden preguntar lo mismo en repetidas ocasiones.
— Desorientación en lugares familiares, como en la ruta del trabajo a la casa.

Impacto de la fruta y la verdura en la función cognitiva

Como ya hemos visto en los capítulos anteriores en cuanto a la cognición, queda demostrado que el envejecimiento neuronal causado por la edad de manera natural puede ser contrarrestado eficazmente con suplementación a base de antioxidantes. Un ejemplo de esto es un estudio realizado en casi 2500 franceses, que relacionaba la cognición con la nutrición y el estilo de vida (actividad física, consumo de fruta y verdura, consumo de alcohol o tabaco, etc.) Se realizaron pruebas cognitivas en 2009 y trece años después, observándose una asociación entre un patrón dietético y estilo de vida poco saludable con un deterioro cognitivo mayor [65].

Los antioxidantes, sobre todo los procedentes de flavonas, antocianinas y flavonoides [66] son especialmente eficaces en la enfermedad de Alzheimer, como se ha expuesto anteriormente y como mecanismo de prevención mediante la modulación antioxidante en estas enfermedades degenerativas asociadas a la edad y el estrés oxidativo propio del envejecimiento. Esto es debido a que el cerebro a estas edades es más vulnerable al estrés oxidativo. En estas enfermedades neurodegenerativas se produce una acumulación de moléculas pro-oxidantes que con el tiempo dañan las estructuras celulares y las proteínas y lípidos de membrana [56, 67], siendo el mecanismo de acción principal la inhibición de la enzima acetilcolinesterasa y por lo tanto, manifestándose los flavonoides de las frutas y las verduras como principales en una acción terapéutica efectiva contra los signos de la enfermedad de Alzheimer [68]. Estos mejoran sensiblemente la plasticidad sináptica en estos enfermos, mejorando la memoria y los procesos cognitivos.

Todo esto se ha puesto de manifiesto en una publicación que afecta a veintitrés países desarrollados en cuanto a las tasas de demencia [69] y depresión [70]. Los polifenoles presentan una acción antidepresiva debido a que elevan el contenido de serotonina en el cerebro, hormona y neurotransmisor, que es denominada comúnmente como la «hormona de la felicidad» porque está asociada a esta enfermedad y al estado de ánimo. De hecho, los antidepresivos son en muchos casos fármacos sintéticos que actúan en este sentido. También modulan el contenido de otras catecolaminas como la dopamina o la norepinefrina.

En un estudio realizado en más de 8500 adultos franceses, a los que se dividió en grupos por edades y dieta, se evaluó la memoria, la función ejecutiva y el lenguaje mediante diversos tests, evidenciándose una clara mejoría en el deterioro cognitivo en aquellos sujetos de 45 a 60 años que consumían más fruta y verdura [71].

A través sobre todo de numerosos estudios de intervención clínicos y epidemiológicos, se ha relacionado la función cognitiva con el consumo de fruta y verdura en enfermos con diversas enfermedades degenerativas, pero hasta hace pocos años había muy pocos estudios de intervención en sujetos jóvenes sanos. Por tanto, es clave realizar estudios en estos últimos no solamente para evaluar el impacto en estas poblaciones sino con el objetivo de averiguar las consecuencias del consumo crónico de estas frutas y verduras.

Incluso se ha tratado la posibilidad de la utilización de fitoquímicos como terapéuticos en alternativa al uso de fármaco, con el fin de evitar los efectos secundarios que estos provocan, y de esta manera tratar las enfermedades más acuciantes de los últimos tiempos, como se ha expuesto anteriormente en este y otros apartados. Numerosos investigadores han clasificado los efectos beneficiosos sobre la salud por alimentos [72] y se llega a la conclusión de que las frutas y las verduras tienen un potencial inmenso como terapéutico.

Nutracéutica

Con el fin de llegar a consumir los niveles adecuados de antioxidantes en la dieta, la industria alimentaria ha desarrollado a través de la nutracéutica y sus productos (un nutraceútico es un alimento o una parte de un alimento con beneficios demostrados de seguridad y salud que van más allá de las necesidades dietéticas básicas y se presenta en una matriz no alimentaria o en un formato de alimentos no convencional), alimentos con una elevada vida útil y que suponen facilitar a la población acceder de una manera fácil y sencilla a consumir la cantidad adecuada de estos compuestos. De esta manera se ponen a disposición del consumidor los nutrientes bioactivos de plantas, y como promotores de la salud siempre dentro de los niveles máximos de consumo para evitar toxicidad, aunque suelen ser productos bastante seguros, con unas dosis máximas elevadas para que puedan ejercer toxicidad [73]. De hecho cada vez más existe un creciente interés por parte de los consumidores de consumir alimentos y sobre todo complementos alimenticios con compuestos bioactivos procedentes de productos vegetales que puedan suponer una fuente natural de nutrientes.

Esta vía supone realizar un abordaje preventivo de esta enfermedad a través de la alimentación, ya que el estado nutricional es clave, por medio de productos altamente concentrados y con una alta biodisponibilidad, una vez que los tratamientos farmacológicos no son del todo efectivos. Sin embargo, como he expuesto anteriormente, los complementos nutracéuticos suponen una vía adecuada en la prevención y el tratamiento de enfermedades neurodegenerativas en general [74].

> ℹ️ Las frutas y verduras y los complementos alimenticios de estas constituyen el principal medio terapéutico de elección como alternativa a los fármacos en el tratamiento en enfermedades neurodegenerativas, no solo por su contenido en sustancias bioactivas, sino por su origen natural y la ausencia de efectos secundarios.

Biodisponibilidad

La definición de biodisponibilidad más comúnmente aceptada hace referencia a «la proporción de nutrientes que se digieren, se absorben y se metabolizan». Es importante conocer la cantidad total de polifenoles que están presentes en un alimento, pero teniendo en cuenta la definición anterior de biodisponibilidad, es más importante conocer la cantidad de polifenoles que se encuentra biodisponible dentro del contenido total de un alimento. En complementos alimenticios es muy importante por tanto la biodisponibilidad de los compuestos y el conocimiento sobre los metabolitos (sustancia producida tras el metabolismo o digestión) [15], ya que comparada con la biodisponibilidad de los polifenoles de los alimentos puede ser muy diferente y su aparición en plasma después de su ingestión.

Ya es muy reconocida la evidencia del papel de los polifenoles de la fruta y la verdura en la prevención de enfermedades y en la salud, como por ejemplo sobre enfermedades neurológicas. En cuanto a considerarlos como posible tratamiento, aunque también hay evidencias no son tan claras, dado que tienen que ver otros factores como la biodisponibilidad, la interacción con otros alimentos, metabolismo y actividad en el cerebro.

Una de las últimas evidencias donde se pone de manifiesto esta hipótesis es en un estudio realizado por un grupo investigador americano de la Universidad de Nueva York con un extracto de polifenoles de uva. Los investigadores demostraron que, efectivamente los polifenoles no solo llegaban al cerebro y estaban plenamente activos a unas concentraciones elevadas, sino que influenciaban en la señalización de la proteína CREB, promoviendo mejoras en la función cognitiva. Este hecho muestra como prometedor los tratamientos a base de compuestos naturales para enfermedades neurodegenerativas [75].

👁 ¡OJO!

Además de conocer la capacidad antioxidante de un alimento, es importante conocer qué cantidad de ese alimento que se absorbe está disponible o es capaz de llegar a los tejidos y órganos de nuestro cuerpo, donde ha de ejercer su acción antioxidante y a nivel del cerebro, que cantidad está disponible tras la barrera hematoencefálica.

Para estudiar indirectamente la biodisponibilidad de los polifenoles se puede evaluar el incremento en la capacidad antioxidante del plasma tras el consumo de alimentos ricos en estos compuestos [32, 35].

Para una correcta presentación de resultados y conclusiones y para las alegaciones de propiedades saludables, sobre todo en el caso de complementos alimenticios, nos debemos remitir a lo expuesto por el Instituto Europeo de Ciencias de la Vida, además de a las pautas para la correcta realización de estudios de intervención en humanos [76].

Para extraer conclusiones de biodisponibilidad se han de realizar estudios *in vivo*, es decir en personas con su actividad y metabolismo habitual y en las condiciones que se quiera comprobar (franja de edad, peso, estado de salud, condiciones fisiológicas), además de realizarlos en laboratorio. Para ello, hemos de establecer claramente estas condiciones previamente para incluir en esos estudios las personas que cumplan las mismas, y excluir a aquellas que no las cumplan y otros factores como la duración, así como establecer un grupo control que consuma un placebo (producto similar al producto a comprobar, con la misma forma, color y sabor pero con contenido de almidón o cualquiera otra sustancia del mismo contenido energético), para comparar con el producto a probar en el estudio de intervención. En complementos alimenticios es relativamente fácil fabricar un placebo, no tanto en alimentos mínimamente procesados como frutas, verduras o cereales.

Para conseguir unos resultados fiables, hemos de estandarizar todos los procesos de medición y toma de datos y que los métodos de laboratorio sean precisos, sensibles y específicos.

Otro aspecto a tener en cuenta en los estudios de intervención es la aleatorización de los sujetos a intervenir. La asignación de los grupos debe ser al azar y ciego, es decir que los sujetos que intervienen y el asignador de los productos o placebos desconozcan si consume producto o placebo. Si ambos lo desconocen, el estudio es doble ciego.

Con todas estas condiciones, los resultados de biodisponibilidad *in vivo* u otras características a comprobar en un producto a intervenir en pacientes, hace que los resultados sean fiables y comprueben la eficacia real en el organismo.

Marcadores biológicos a estudio y su relación con la salud

Como ya hemos comprobado con detalle, las frutas y verduras y sus complementos y nutracéuticos contienen sustancias bioactivas que ejercen una función beneficiosa en el organismo a diversos niveles, tanto en prevención como ralentizando el avance o la degeneración, como es el caso de la enfermedad de Alzheimer.

Así, el uso de estos *claim* o reclamos tienen que estar permitidos y aprobados por la EFSA (Agencia Europea de Seguridad Alimentaria) para que puedan indicarse como declaraciones saludables que se atribuyan a un alimento o producto concreto, a través de un grupo de expertos [77].

Los principales marcadores biológicos a determinar en estudios de intervención de salud, para evidenciar una característica saludable en un alimento o complemento alimenticio, que son de interés según la EFSA (Agencia Europea de Seguridad Alimentaria) son los que detallo a continuación:

Vitaminas

Las principales vitaminas interesantes en nuestro caso, a determinar como marcadores biológicos en plasma relacionados con la cognición, son la vitamina E y la vitamina B12.

La vitamina E o tocoferol es una vitamina liposoluble caracterizada por su gran capacidad antioxidante. Se encuentra ampliamente presente en los alimentos vegetales de hoja verde, y un consumo de estos sugiere una capacidad antioxidante mayor por presencia de esta vitamina, como se demuestra en un estudio realizado en pacientes con periodontitis crónica [78]. Es decir, un consumo alto de vegetales con vitamina E, debe suponer un mayor nivel de esta vitamina en plasma y por tanto mayor capacidad antioxidante. Se ha comprobado que las concentraciones plasmáticas de vitamina E debido al aporte en la dieta y por complementos, disminuye la oxidación de lípidos, mostrando unas tasas urinarias de *isoprostanos* menores (unos marcadores de oxidación presentes en orina) [79].

La vitamina B12 o cobalamina es una vitamina hidrosoluble necesaria en la actividad cerebral y por tanto fundamental en la cognición. Son pocos los alimentos vegetales con esta vitamina. Podemos encontrarla en cereales y bebidas vegetales, pero en cantidades muy bajas y algunas veces despreciables, de ahí que las personas vegetarianas y sobre todo veganas tengan que tener cuidado con su alimentación y no descuidar los niveles de esta vitamina y suplementarse sobre todo a partir de los cincuenta, cuando esta vitamina es más necesaria aún.

Homocisteína

Es un aminoácido muy relevante e influyente en enfermedades neurológicas y cardiovasculares, ya que su aumento está relacionado con el estrés oxidativo y el daño celular. Existe una estrecha relación entre este compuesto, la vitamina B12 y el deterioro cognitivo. Así, una hiperhomocisteinemia (aumento de homocisteína en sangre) conlleva muerte neuronal por un mecanismo neurotóxico relacionado con el estrés oxidativo muy frecuente en la enfermedad de Alzheimer.

De esta manera, un consumo elevado de frutas y verduras está inversamente relacionado con el riesgo cardiovascular y cerebrovascular a través de la disminución de la homocisteína plasmática [80].

Enzimas (Glutation peroxidasa, Catalasa, Superóxido dismutasa)

Existen en el organismo varias enzimas que participan en las reacciones de reducción de las especies reactivas de oxígeno (ERO). Un aumento de estas enzimas a nivel plasmático indica un aumento de estas especies reactivas. Así, estas enzimas se convierten en importantes antioxidantes celulares propios del organismo. Estudios de intervención han comprobado cómo suplementando con preparados con antioxidantes y fitoquímicos han aumentado los niveles de estas enzimas sin suprimir los mecanismos de defensa de cada persona. El estudio se realizó en individuos con alto riesgo metabólico y con zumo de uva [81] o con concentrado de melón [82], por poner dos de los últimos ejemplos de estudios realizados en los últimos años.

Por otro lado, otra enzima también muy estudiada como marcador de estrés oxidativo, es la NADPH oxidasa, sobre todo en enfermedades neurodegenerativas, debido al alto consumo de oxígeno por parte del cerebro. Esta enzima participa en la reacción de oxidación a NADP+, dando lugar a radicales superóxido. Por lo tanto, niveles altos de esta enzima se han detectado en algunas enfermedades crónicas.

Recordad en este punto que precisamente las enfermedades neurodegenerativas tienen su origen en un desequilibrio entre los antioxidantes, entre los que se encuentran estas enzimas y las ERO. Cuando estas últimas superan a las defensas antioxidantes se produce la oxidación del ADN, proteínas y lípidos, originándose la degeneración y muerte celular y neuronal.

LDL oxidada

La oxidación de la partícula de LDL (colesterol malo) es un proceso complejo en el cual la proteína y los lípidos constituyentes de esta lipoproteína sufren cambios oxidativos originando productos complejos.

La LDL oxidada juega un papel clave en la iniciación y la progresión de la aterosclerosis, es decir la acumulación de las placas de ateroma en las paredes de las arterias, caracterizada por una inflamación crónica, la acumulación de lípidos y modificaciones de las células de las paredes de las arterias. A diferencia de las LDL nativas, las LDL oxidadas no son reconocidas por los receptores de LDL. Este proceso lleva a la acumulación de colesterol en la pared vascular originando las células espumosas, características de la lesión aterosclerótica, tan peligrosa sobre todo cuando se libera esa placa de ateroma provocando el accidente cardiovascular.

Numerosos artículos muestran cómo se reducen los fenómenos de oxidación de las LDL y también los autoanticuerpos de LDL oxidada, por ejemplo con consumo de aceite de oliva en diferentes concentraciones, mostrando así la diferencia según la concentración de polifenoles [83] o en pacientes con estenosis arterial carótida (un estrechamiento de la arteria carótida), donde se suplementó dietéticamente a los pacientes con zumo de granada de uno a tres años y se evaluó el efecto de inhibición de las LDL oxidadas y la disminución de signos de aterosclerosis, obteniéndose unos resultados muy positivos [84].

También se ha probado la disminución de los niveles de LDL oxidada en sujetos con sobrepeso con un suplemento de extracto de cacao. El resultado resulta ser significativamente llamativo en el caso de los hombres [85].

Así mismo se comprueba el efecto positivo sobre el estrés oxidativo con la determinación de la LDL oxidada y otros marcadores de estrés oxidativo en ciclistas tras consumo de polifenoles del cacao en chocolate negro [86].

Según las conclusiones de los principales grupos de trabajo sobre estudios *in vivo* de los efectos beneficiosos en el organismo de alimentos ricos en polifenoles y su actividad en la prevención de enfermedades cardiovasculares y la revisión de marcadores de estrés oxidativo, la LDL oxidada es uno de los principales marcadores que se han de determinar para comprobar este efecto sobre el organismo.

Incluso en jóvenes también se ha asociado la disminución de los niveles plasmáticos de LDL oxidada con el consumo de fruta y verdura [39].

Inmunoglobulina A

La inmunoglobulina A es el anticuerpo responsable de la inmunidad en mucosa intestinal, es decir, la responsable de la defensa en enfermedades inflamatorias intestinales ante virus y bacterias y ante alérgenos y sustancias extrañas en general (antígenos) como células tumorales. Es la primera barrera en mucosas, siendo predominante y fácil de medir en saliva. Un aumento en IgA indica una mejor inmunidad, sobre todo intestinal. Es nuestra primera barrera de defensa, nuestros principales soldados en la primera línea de batalla. Se han realizado experimentos que relacionan el consumo de dietas con elevados niveles de polifenoles y el nivel de IgA [87], incrementando también otros mecanismos de defensa posteriores como linfocitos T en mucosa intestinal, con lo que constituye un potencial terapéutico en el cáncer de colon.

También se ha demostrado que la cantidad de polifenoles del cacao influye en el estado inmunitario a través de la concentración de IgA intestinal y la composición de la microbiota, aumentando y mejorando los niveles de ambos. Podemos decir que la microbiota es la comunidad de microoganismos presente en el intestino, que interviene y ayuda a la defensa y función intestinal. Una microbiota débil o disminuida dificulta la asimilación de nutrientes y la defensa propia del organismo [88].

Los polifenoles del té igualmente también provocan un aumento de la IgA que viene a ser positivo por la disminución de las afecciones alérgicas y las funciones inmunes en general [89]. También se ha comprobado cómo aumentan los niveles de IgA cuando se aportan polifenoles de arándanos, normalizándose la función de defensa del organismo en el intestino en pacientes hospitalizados que hay que suministrar la comida mediante sonda y que debido a esta forma de alimentación, había sido disminuida [90].

En definitiva, una mejora en la inmunidad a nivel general supone una disminución de bajas médicas. Esto es lo que se constató en un estudio de intervención en sujetos de las fuerzas especiales de la policía, a los que se les suministró un nutraceútico. Aumentaron los marcadores de inmunidad y disminuyeron las baja médicas [91].

TSH, T3, T4

La hormona TSH o tirotropina es una hormona producida por la hipófisis, que es una glándula que se encuentra en la cabeza, dentro del cráneo, y que actúa como controladora de otras glándulas. La TSH es estimulante de la glándula tiroidea, promoviendo la secreción de T3 y T4 y su liberación a sangre. La hormona T3 o triyodotironina es una hormona tiroidea muy asociada a su prohormona o precursora T4 o tiroxina. Estas hormonas intervienen en la regulación de numerosas funciones vitales como el crecimiento, el metabolismo, la regulación de la temperatura corporal o el ritmo cardiaco. La T3 aumenta los niveles de catecolaminas (serotonina en corteza cerebral).

Es conocido que una disminución de iodo en el organismo, conlleva una disminución en la cognición.

El consumo de flavonoides y una dieta rica en antioxidantes favorece la producción de T3 y T4 sin variar la producción de TSH, y por tanto evitando la estimulación y el trabajo de esta glándula o incluso con una disminución de la misma, mediante el aumento de la producción de tiroperoxidasa, una enzima clave en la producción de hormonas tiroideas [92, 93].

El melón, la sandía o el mango son frutas altamente estimulantes de la producción de hormonas T3 y T4 [72].

IL-6, TFN, Proteína C reactiva

La interleucina 6 (IL-6) es una citocina (proteína con función de mensajería para la activación de mecanismos del sistema inmunitario del organismo) con actividad proinflamatoria secretada por macrófagos, que se segrega en respuesta a TNFα. Los macrófagos son los glóbulos blancos que se encargan de «comerse» las células extrañas y bacterias presentes en el organismo, y muy presente en enfermedades inflamatorias crónicas.

Así, este marcador TNFα (del inglés, *factor de necrosis tumoral*) es otra citocina que también activa la síntesis de otra proteína, la proteína C reactiva y que en enfermos de enfermedades inflamatorias crónicas se encuentran muy elevados.

Se han realizado muchos estudios que relacionan estos marcadores de inflamación con consumo de polifenoles —por ejemplo del vino tinto— al comprobarse cómo el consumo moderado de este tipo de vino disminuye claramente estos marcadores, teniendo una función antinflamatoria y anticancerígena [94]. Lo mismo sucede con el preparado de grosella negra, donde en un estudio *in vitro* con macrófagos para determinar el efecto de este fruto rojo, rico en polifenoles y vitamina C, se determina el mismo efecto en biomarcadores de inflamación que en el caso anterior.

En otro caso se estudió, por medio de un equipo investigador austriaco, la relación entre estos marcadores de inflamación en sangre provocados por el estrés oxidativo en la obesidad de mujeres premenopáusicas con estilo de vida sedentario y el consumo de altas cantidades de frutas y verduras, evidenciándose una marcada reducción de los mismos [95].

Estos marcadores también se han asociado recientemente a la depresión, a través de la tasa de utilización de serotonina. Un aumento de la inflamación puede inducir depresión, por ejemplo en personas con enfermedades autoinmunes [96].

Se ha realizado muchos estudios de intervención clínica y los valores de estos marcadores siempre se encuentran elevados en enfermedades inflamatorias crónicas, y disminuyen en mayor medida estas afecciones [97].

También se han asociado estos marcadores como TNFα y proteína C reactiva con enfermedades neurodegenerativas como la enfermedad de Alzheimer [16] y la demencia senil, en las que se evidencia un deterioro cognitivo, mostrando en estos casos un daño neuronal progresivo a nivel cerebral y enfatizando la relación entre inflamación y daño neuronal.

Existe otro factor asociado al desarrollo de demencia, que conviene determinar en estos casos. Se llama sTN-FR1 (del inglés, *receptor del factor de necrosis tumoral soluble*). Hay una fuerte relación entre inflamación y cognición, estando muy relacionados entre ellos: proteína C reactiva, sTNFR1, IL-6 y tNFα [98].

De hecho, sTNFR1 se ha asociado al desarrollo de demencia ya que en un estudio longitudinal sueco los sujetos mostraron niveles sTNFR1 más altos en personas con deterioro cognitivo leve, que se convirtieron en demencia en comparación con aquellos con deterioro cognitivo leve que permanecieron estables [99].

Aunque no hay tantos estudios como en personas de edad avanzada con enfermedades neurodegenerativas, se han hecho algunos estudios en adolescentes, como el que se desarrolló con 285 jóvenes americanos entre trece y diecisiete años, relacionando estos marcadores de inflamación sistémica y su patrón dietético. Los resultados fueron similares a los de adultos. Los que consumían cantidades elevadas de frutas y verduras tenían menos niveles de estos marcadores en sangre [48].

Sintasa ENOS (Sintasa de óxido nítrico endotelial)

La actividad sintasa de óxido nítrico endotelial se ve aumentada por acción de los flavonoides presentes en frutas y verduras. Esta enzima produce la síntesis de óxido nítrico, que provoca vasodilatación a nivel endotelial y por lo tanto a nivel cerebrovascular, aumentado el flujo sanguíneo, y por consiguiente mejorando la cognición, como describía en un capítulo anterior. En un estudio realizado con jóvenes del Reino Unido a los que se les suministraba cacao, se comprobó a través de imagen de resonancia magnética que el flujo cerebrovascular aumentaba a la hora de la realización de tareas cognitivas complejas y tras el consumo de cacao [50, 100], con los polifenoles del té negro [101] o también para evaluar la función de los polifenoles del vino tinto en mujeres con hipertensión [102] y en mujeres con cierto nivel de estrés en las que se evalúa la memoria y se relaciona con el nivel de óxido nítrico endotelial [33]. Se sabe que el mecanismo de acción ocurre al inducir una proliferación de nuevas células nerviosas en el hipocampo, por ese aumento de riego sanguíneo y aumento de producción de esta enzima, que favorece una actividad neurocognitiva adecuada [35].

Por este hecho, el óxido nítrico está implicado en la emoción, la memoria y el aprendizaje, a través de la relación que existe en los cambios en las funciones vasculares y la serotonina y demás catecolaminas [103].

Catecolaminas (Cortisol, adrenalina, norepinefrina)

El cortisol es una hormona esteroidea producida por la glándula suprarrenal, que se libera en situaciones de estrés y por la estimulación de la hormona corticotropina de la hipófisis, situada en el interior del cráneo. También sigue un ciclo circadiano; por la mañana sus niveles en sangre son elevados y van decayendo a lo largo del día hasta acabar a niveles mínimos a media noche o durante esta. Las estructuras cerebrales que tienen que ver con la memoria y el aprendizaje, como son el hipocampo y la corteza prefrontal tienen un papel fundamental en la regulación de los ritmos circadianos.

Así, esta hormona, además de ser útil en su determinación como marcador de estrés —resultando habitual su determinación en saliva— también está asociada a la degeneración neuronal. De este modo, pacientes con enfermedad de Alzheimer y otras demencias presentan unos niveles muy altos y superiores a los normales en cortisol en saliva. En estos pacientes hay una relación directa entre la desregulación de los niveles de cortisol y la calidad y cantidad del sueño, como ya comenté en el capítulo referente a la enfermedad de Alzheimer como un síntoma característico de estos pacientes.

Numerosos estudios han relacionado el nivel de cortisol en la saliva con la dieta y el consumo de diferentes alimentos, de forma que por ejemplo en niños, los niveles altos de cortisol se han relacionado con un patrón dietético poco saludable alto en grasa y azúcares [104] y con la fruta y verdura, determinando que dietas pobres en estos alimentos se relacionan con el desarrollo de enfermedades de degeneración cognitiva como la enfermedad de Alzheimer, al perturbar el ciclo circadiano de secreción de cortisol y la pobre calidad del sueño [43].

La dieta y el estado de ánimo influyen enormemente en la liberación de los diversos neurotransmisores. Así, la serotonina aumenta con el consumo de dietas ricas en carbohidratos y pobres en proteína, y durante el estrés se produce un efecto anoréxico provocado por la hormona corticotropina de la hipófisis [105] o relacionado con estrés oxidativo en deportistas [86]. También está comprobado que con el consumo de antioxidantes se aplaca el aumento del cortisol provocado por el ejercicio intenso prolongado.

El eje hipotálamo – hipófisis – adrenal —es decir, la conexión entre estas tres glándulas interdependientes— es fundamental en la regulación del sueño y estrés a nivel hormonal. Este eje se encuentra hiperactivo en la depresión, y esto es lo que puede explicar los trastornos del sueño en depresión o enfermedad de Alzheimer. Este mecanismo está fuertemente influenciado por la vasopresina u hormona antidiurética (se produce en el hipotálamo, se almacena en la hipófisis y actúa reteniendo agua de la orina, aumentando la presión arterial y la frecuencia cardiaca), siendo esto importante también a nivel cerebrovascular y en la cognición [106]. De hecho, determinados flavonoides pueden ser excelentes antidepresivos naturales al modular las concentraciones en sangre de estas catecolaminas [70].

También se investigan otras hipótesis como posible mecanismo de acción en cuanto a la disminución de serotonina y otras catecolaminas en enfermedades neurológicas, a través de la oxidación de estas por medio de la monoaminooxidasa (MAO). El consumo de antocianinas inhibe esta enzima, con lo que se evitaría esta vía [25].

La norepinefrina o noradrenalina es una catecolamina vinculada al estrés, como sucede con el cortisol, y funciona como neurotransmisor como el resto de catecolaminas o como hormona. En relación al efecto de los polifenoles con el estrés, en estudio en ratones con angustia emocional provocada, se disminuyen las catecolaminas que aumentan por este estrés al suministrar antocianinas [107].

La norepinefrina mejora la atención o percepción selectiva, alerta, despertar, y se ve aumentada en estas situaciones. De ahí que las medicaciones encaminadas a aumentar la atención en sujetos con TDA (trastorno con déficit de atención), aumenten los niveles de norepinefrina, dado que en ellos los niveles de estas sustancias son sensiblemente más bajos y mayores los niveles de excreción [108]. En unos estudios realizados con extracto de corteza de pino con alto contenido en polifenoles se relaciona una disminución de marcadores de estrés oxidativo y de excreción de catecolaminas en niños con TDA, que anteriormente al consumo de esta sustancia eran superiores [109].

Además, el metabolismo de las catecolaminas supone una fuente importante de generación de estrés oxidativo, porque promueve la formación de gran cantidad de radicales superóxidos que pueden causar daño a proteínas y lípidos de membrana, como se ha expuesto anteriormente. Por tanto, estos sujetos con TDA tienen incrementados sus niveles de estrés oxidativo [110], al igual que ocurre con el estrés oxidativo propio de enfermedades degenerativas y este metabolismo de las catecolaminas, viéndose reducidos en aquellos sujetos a los que se les suministran antocianinas.

A nivel nutricional se han comparado patrones dietéticos de más de 1300 personas, ricos en frutas y verduras, y otros patrones de consumo de sal, azúcares y alcohol, y se ha relacionado con síntomas típicos de síndrome metabólico y factores de riesgo cardiovascular y niveles de cortisol y norepinefrina, siendo esta relación inversa [111]. Es decir, los niveles de catecolaminas disminuyen con dietas basadas en frutas y verduras y patrón dietético de dieta mediterránea y otras dietas saludables con alto contenido en pescado y omega 3 y bajas en colesterol.

También se han demostrado la disminución de los efectos del deterioro cognitivo provocado por la edad y en la enfermedad de Alzheimer en el consumo de una dieta rica en polifenoles y ácidos grasos polinsaturados y la modulación de los niveles de catecolaminas y su función como neurotransmisores [112].

Conclusiones

Está en nuestra mano, y estamos a tiempo de cambiar a un estilo de vida y alimentación que mejore nuestra calidad de vida en los próximos años. No hay excusas. Se puede hacer y debemos hacerlo por responsabilidad con nuestros seres queridos y nosotros mismos.

Y os aseguro que no es difícil; es cuestión de consciencia.

Las enfermedades causadas por la alimentación cada vez ocupan más lugar en la estadística de muertes en occidente. La enfermedad de Alzheimer y otras demencias, además de otras enfermedades neurodegenerativas menos frecuentes, cada vez afectan a más personas, no habiendo tratamiento farmacológico específico y efectivo para ellas.

Todo se basa en la prevención, y una vez detectado, en hacer lo que se podía haber hecho antes: intervenir en la alimentación, estimulación cognitiva y terapias no farmacológicas.

Tenemos a nuestra disposición gran cantidad de alimentos muy saludables y gran cantidad de frutas y verduras a nuestro alcance, sobre todo de temporada. ¡Aprovechémoslo!

Cada vez los casos de demencia se dan en personas más jóvenes y los casos de Alzheimer precoz son más precoces, y no en pacientes de cincuenta años si no en personas de cuarenta y pico. ¿Qué va a pasar si nos seguimos alimentando igual? ¿Hasta dónde va a aumentar el coste de dependencia y tratamientos de enfermos por demencia en nuestra sociedad?

La industria alimentaria es tan potente y hay tantos intereses económicos, que pasan por encima de la salud de las personas. Las agencias españolas y europeas de nutrición y seguridad alimentaria van por detrás y a remolque de la vorágine de nuevos alimentos, nuevos usos de los alimentos existentes que los operadores económicos pretenden comercializar.

Como hemos visto —y es normal, debido a un despertar de la consciencia—, existe un *boom* en el consumo de complementos alimenticios. Existen muchos productos en el mercado con excelentes bondades, pero siempre que ocurre en estos casos también existe todo lo contrario: quien se aprovecha para prácticas fraudulentas, adulteraciones y demás.

Mi recomendación es que os dejéis llevar por quien os recomienda y que sea alguien cercano, que sean productos naturales y que tengan detrás evidencia científica y años de investigación.

Los fitonutrientes son los fármacos del presente por su origen, su disponibilidad y su evidencia científica, como he puesto de manifiesto. No esperes a tener más edad para empezar a cuidar tu mente.

Referencias

[1]   J. WHO and W.H. Organization, *Diet, nutrition and the prevention of chronic diseases: report of a joint WH,* 2003.

[2]   W. Europe, *WHO European Action Plan for Food and Nutrition Policy 2007-2012,* W. H. O. Tech. Rep. Ser., 2008.

[3]   U.D.o. Health and H. Services, *Dietary guidelines for Americans 2015-2020.* 2017: Skyhorse Publishing Inc.

[4]   E.F.S. Authority, *DHA and ARA and visual development Scientific substantiation of a health claim related to docosahexaenoic acid (DHA) and arachidonic acid (ARA) and visual development pursuant to Article14 of Regulation (EC) No 1924/2006,* EFSA Journal, 2009. 7(2): p. 941.

[5]   L. Hartley, E. Igbinedion, J. Holmes, N. Flowers, M. Thorogood, A. Clarke, S. Stranges, L. Hooper and K. Rees, *Increased consumption of fruit and vegetables for the primary prevention of cardiovascular diseases,* Cochrane Database of Systematic Reviews, 2013(6).

[6]   F. Saura-Calixto and I. Goni, *Definition of the Mediterranean diet based on bioactive compounds,* Crit. Rev. Food Sci. Nutr., 2009. 49(2): p. 145-152.

[7]   F. Sofi, C. Macchi, R. Abbate, G.F. Gensini and A. Casini, *Mediterranean diet and health status: an updated meta-analysis and a proposal for a literature-based adherence score,* Optim. Nutr. Dis. Prev., Proc. Public Health Nutr. Update, 2014. 17(12): p. 2769-2782.

[8]   J. Pérez-Jiménez, M.E. Díaz-Rubio and F. Saura-Calixto, *Contribution of macromolecular antioxidants to dietary antioxidant capacity: A Study in the Spanish Mediterranean Diet,* Plant Foods Hum. Nutr., 2015. 70(4): p. 365-370.

[9]   J. Wang, L. Tang and J.-S. Wang, *Biomarkers of dietary polyphenols in cancer studies: current evidence and beyond,* Oxid. Med. Cell. Longevity, 2015. 2015.

[10]   A.R. Vieira, L. Abar, S. Vingeliene, D. Chan, D. Aune, D. Navarro-Rosenblatt, C. Stevens, D. Greenwood and T. Norat, *Fruits, vegetables and lung cancer risk: a systematic review and meta-analysis,* Annals of oncology, 2015. 27(1): p. 81-96.

[11]   Y. Kim, J. Keogh and P. Clifton, *Polyphenols and glycemic control,* Nutrients, 2016. 8(1): p. 17.

[12]   E. Saita, K. Kondo and Y. Momiyama, *Anti-inflammatory diet for atherosclerosis and coronary artery disease: antioxidant foods,* Clinical Medicine Insights: Cardiology, 2014. 8: p. CMC. S17071.

[13]   J. Mlcek, T. Jurikova, S. Skrovankova and J. Sochor, *Quercetin and its anti-allergic immune response,* Molecules, 2016. 21(5): p. 623.

[14]   R. Tsao, *Chemistry and biochemistry of dietary polyphenols,* Nutrients, 2010. 2(12): p. 1231-1246.

[15]   D. Del Rio, A. Rodriguez-Mateos, J.P. Spencer, M. Tognolini, G. Borges and A. Crozier, *Dietary (poly) phenolics in human health: structures, bioavailability, and evidence of protective effects against chronic diseases,* Antioxid. Redox Signaling, 2013. 18(14): p. 1818-1892.

[16]   J.A. Joseph, B. Shukitt-Hale and L.M. Willis, *Grape juice, berries, and walnuts affect brain aging and behavior,* J. Nutr., 2009. 139(9): p. 1813S-1817S.

[17]   S.H. Nile and S.W. Park, *Edible berries: Bioactive components and their effect on human health,* Nutr., 2014. 30(2): p. 134-144.

[18]   W.-Q. Chen, X.-L. Zhao, Y. Hou, S.-T. Li, Y. Hong, D.-L. Wang and Y.-Y. Cheng, *Protective effects of green tea polyphenols on cognitive impairments induced by psychological stress in rats,* Behav. Brain Res., 2009. 202(1): p. 71-76.

[19]   C.A. Williams and R.J. Grayer, *Anthocyanins and other flavonoids,* Nat. Prod. Rep., 2004. 21(4): p. 539-573.

[20] I. Khan, A.M. Yousif, S.K. Johnson and S. Gamlath, *Acute effect of sorghum flour-containing pasta on plasma total polyphenols, antioxidant capacity and oxidative stress markers in healthy subjects: A randomised controlled trial,* Clin. Nutr., 2015. 34(3): p. 415-421.

[21] T. Weisel, M. Baum, G. Eisenbrand, H. Dietrich, F. Will, J.P. Stockis, S. Kulling, C. Rüfer, C. Johannes and C. Janzowski, *An anthocyanin/polyphenolic rich fruit juice reduces oxidative DNA damage and increases glutathione level in healthy probands,* Biotechnol. J., 2006. 1(4): p. 388-397.

[22] A. Dávalos, G. de la Pena, C.C. Sanchez-Martin, M.T. Guerra, B. Bartolomé and M.A. Lasunción, *Effects of red grape juice polyphenols in NADPH oxidase subunit expression in human neutrophils and mononuclear blood cells,* Br. J. Nutr., 2009. 102(8): p. 1125-1135.

[23] P. Gorecki, D.L. Burke, I.L. Chapple, K. Hemming, D. Saund, D. Pearson, W. Stahl, R. Lello and T. Dietrich, *Perioperative supplementation with a fruit and vegetable juice powder concentrate and postsurgical morbidity: A double-blind, randomised, placebo-controlled clinical trial,* Clin. Nutr., 2018. 37(5): p. 1448-1455.

[24] L.A. García-Flores, S. Medina, C. Oger, J.-M. Galano, T. Durand, R. Cejuela, J.M. Martínez-Sanz, F. Ferreres and Á. Gil-Izquierdo, *Lipidomic approach in young adult triathletes: effect of supplementation with a polyphenols-rich juice on neuroprostane and F 2-dihomo-isoprostane markers,* Food Funct., 2016. 7(10): p. 4343-4355.

[25]   M.G. Miller and B. Shukitt-Hale, *Berry fruit enhances beneficial signaling in the brain,* J. Agric. Food Chem., 2012. 60(23): p. 5709-5715.

[26]   H. Sies, W. Stahl and A. Sevanian, *Nutritional, dietary and postprandial oxidative stress,* J. Nutr., 2005. 135(5): p. 969-972.

[27]   A. Basu, E.D. Newman, A.L. Bryant, T.J. Lyons and N.M. Betts, *Pomegranate polyphenols lower lipid peroxidation in adults with type 2 diabetes but have no effects in healthy volunteers: a pilot study,* J. Nutr. Metab., 2013. 2013.

[28]   K.A. Meyer, F.P. Sijtsma, J.A. Nettleton, L.M. Steffen, L. Van Horn, J.M. Shikany, M.D. Gross, J. Mursu, M.G. Traber and D.R. Jacobs Jr, *Dietary patterns are associated with plasma F2-isoprostanes in an observational cohort study of adults,* Free Radicals Biol. Med., 2013. 57: p. 201-209.

[29]   P. Castilla, A. Dávalos, J.L. Teruel, F. Cerrato, M. Fernández-Lucas, J.L. Merino, C.C. Sánchez-Martín, J. Ortuño and M.A. Lasunción, *Comparative effects of dietary supplementation with red grape juice and vitamin E on production of superoxide by circulating neutrophil NADPH oxidase in hemodialysis patients–,* Am. J. Clin. Nutr., 2008. 87(4): p. 1053-1061.

[30]   C. Guo, J. Wei, J. Yang, J. Xu, W. Pang and Y. Jiang, *Pomegranate juice is potentially better than apple juice in improving antioxidant function in elderly subjects,* Nutr. Res., 2008. 28(2): p. 72-77.

[31]   S. Skrovankova, D. Sumczynski, J. Mlcek, T. Jurikova and J. Sochor, *Bioactive compounds and antioxidant activity in different types of berries,* Int. J. Mol. Sci., 2015. 16(10): p. 24673-24706.

[32]   P.C. Hollman, A. Cassidy, B. Comte, M. Heinonen, M. Richelle, E. Richling, M. Serafini, A. Scalbert, H. Sies and S. Vidry, *The Biological Relevance of Direct Antioxidant Effects of Polyphenols for Cardiovascular Health in Humans Is Not Established—4,* J. Nutr., 2011. 141(5): p. 989S-1009S.

[33]   D.J. Lamport, C.L. Lawton, N. Merat, H. Jamson, K. Myrissa, D. Hofman, H.K. Chadwick, F. Quadt, J.D. Wightman and L. Dye, *Concord grape juice, cognitive function, and driving performance: a 12-wk, placebo-controlled, randomized crossover trial in mothers of preteen children,* Am. J. Clin. Nutr., 2016. 103(3): p. 775-783.

[34]   H. Verhagen, S. Coolen, G. Duchateau, M. Hamer, J. Kyle and A. Rechner, *Assessment of the efficacy of functional food ingredients—introducing the concept "kinetics of biomarkers",* Mutat. Res., Fundam. Mol. Mech. Mutagen., 2004. 551(1): p. 65-78.

[35]   A. Rodriguez-Mateos, D. Vauzour, C.G. Krueger, D. Shanmuganayagam, J. Reed, L. Calani, P. Mena, D. Del Rio and A. Crozier, *Bioavailability, bioactivity and impact on health of dietary flavonoids and related compounds: an update,* Arch. Toxicol., 2014. 88(10): p. 1803-1853.

[36]   A. Riaz, R.A. Khan and H.A. Algahtani, *Memory boosting effect of Citrus limon, Pomegranate and their combinations,* Pak. J. Pharm. Sci., 2014. 27(6): p. 1837-1840.

[37]   P.C. Calder, R. Albers, J.-M. Antoine, S. Blum, R. Bourdet-Sicard, G. Ferns, G. Folkerts, P. Friedmann, G. Frost and F. Guarner, *Inflammatory disease processes and interactions with nutrition,* Br. J. Nutr., 2009. 101(S1): p. 1-45.

[38]   V. Grabs, D.C. Nieman, B. Haller, M. Halle and J. Scherr, *The effects of oral hydrolytic enzymes and flavonoids on inflammatory markers and coagulation after marathon running: study protocol for a randomized, double-blind, placebo-controlled trial,* Sports Sci. Med. and Rehab., 2014. 6(1): p. 8.

[39]   H.H.M. Hermsdorff, K.B. Barbosa, A.C.P. Volp, B. Puchau, J. Bressan, M.A. Zulet and J.A. Martínez, *Vitamin C and fibre consumption from fruits and vegetables improves oxidative stress markers in healthy young adults,* Br. J. Nutr., 2012. 107(8): p. 1119-1127.

[40]   R.G. Smith, L. Betancourt and Y. Sun, *Molecular endocrinology and physiology of the aging central nervous system,* Endocr. Rev., 2005. 26(2): p. 203-250.

[41]   C. Feart, C. Samieri, V. Rondeau, H. Amieva, F. Portet, J.-F. Dartigues, N. Scarmeas and P. Barberger-Gateau, *Adherence to a Mediterranean diet, cognitive decline, and risk of dementia*, JAMA, J. Am. Med. Assoc., 2009. 302(6): p. 638-648.

[42]   F. Pistollato and M. Battino, *Role of plant-based diets in the prevention and regression of metabolic syndrome and neurodegenerative diseases*, Trends Food Sci. Technol., 2014. 40(1): p. 62-81.

[43]   F. Pistollato, S. Sumalla Cano, I. Elio, M. Masias Vergara, F. Giampieri and M. Battino, *Associations between sleep, cortisol regulation, and diet: Possible implications for the risk of Alzheimer disease*, Adv. Nutr., 2016. 7(4): p. 679-689.

[44]   N. Zhu, D.R. Jacobs, K. Meyer, K. He, L. Launer, J. Reis, K. Yaffe, S. Sidney, R. Whitmer and L. Steffen, *Cognitive function in a middle aged cohort is related to higher quality dietary pattern 5 and 25 years earlier: the CARDIA study*, J. Nutr., Health Aging, 2015. 19(1): p. 33-38.

[45]   A.U. Wiedemann, S. Lippke and R. Schwarzer, *Multiple plans and memory performance: Results of a randomized controlled trial targeting fruit and vegetable intake*, Chin. J. Behav. Med. Brain Sci., 2012. 35(4): p. 387-392.

[46]   S. Sabia, H. Nabi, M. Kivimaki, M.J. Shipley, M.G. Marmot and A. Singh-Manoux, *Health behaviors from early to late midlife as predictors of cognitive function: The Whitehall II*

study, American journal of epidemiology, 2009. 170(4): p. 428-437.

[47]   S. Khalid, K.L. Barfoot, G. May, D.J. Lamport, S.A. Reynolds and C.M. Williams, *Effects of acute blueberry flavonoids on mood in children and young adults,* Nutrients, 2017. 9(2): p. 158.

[48]   E.M. Holt, L.M. Steffen, A. Moran, S. Basu, J. Steinberger, J.A. Ross, C.-P. Hong and A.R. Sinaiko, *Fruit and vegetable consumption and its relation to markers of inflammation and oxidative stress in adolescents,* Journal of the American Dietetic Association, 2009. 109(3): p. 414-421.

[49]   C. Rendeiro, J.D. Guerreiro, C.M. Williams and J.P. Spencer, *Flavonoids as modulators of memory and learning: molecular interactions resulting in behavioural effects,* Proc. Nutr. Soc., 2012. 71(2): p. 246-262.

[50]   S. Francis, K. Head, P. Morris and I. Macdonald, *The effect of flavanol-rich cocoa on the fMRI response to a cognitive task in healthy young people,* J. Cardiovasc. Pharmacol., 2006. 47: p. S215-S220.

[51]   D.J. Lamport, D. Pal, A.L. Macready, S. Barbosa-Boucas, J.M. Fletcher, C.M. Williams, J.P. Spencer and L.T. Butler, *The effects of flavanone-rich citrus juice on cognitive function and cerebral blood flow: an acute, randomised, placebo-controlled cross-over trial in healthy, young adults,* Br. J. Nutr., 2016. 116(12): p. 2160-2168.

[52]   L. Bell, D.J. Lamport, L.T. Butler and C.M. Williams, *A review of the cognitive effects observed in humans following acute supplementation with flavonoids, and their associated mechanisms of action*, Nutrients, 2015. 7(12): p. 10290-10306.

[53]   C. Rendeiro, J.S. Rhodes and J.P. Spencer, *The mechanisms of action of flavonoids in the brain: direct versus indirect effects*, Neurochem. Int., 2015. 89: p. 126-139.

[54]   Y. Gu and N. Scarmeas, *Dietary patterns in Alzheimer's disease and cognitive aging*, Curr. Alzheimer Res., 2011. 8(5): p. 510-519.

[55]   M.C. Polidori, D. Praticó, F. Mangialasche, E. Mariani, O. Aust, T. Anlasik, N. Mang, L. Pientka, W. Stahl and H. Sies, *High fruit and vegetable intake is positively correlated with antioxidant status and cognitive performance in healthy subjects*, J. Alzheimer's Dis., 2009. 17(4): p. 921-927.

[56]   A. Thapa and N.J. Carroll, *Dietary Modulation of Oxidative Stress in Alzheimer's Disease*, Int. J. Mol. Sci., 2017. 18(7): p. 1583.

[57]   A. Wimo, M. Guerchet, G.-C. Ali, Y.-T. Wu, A.M. Prina, B. Winblad, L. Jönsson, Z. Liu and M. Prince, *The worldwide costs of dementia 2015 and comparisons with 2010*, Alzheimer's Dementia, 2017. 13(1): p. 1-7.

[58]   G. Livingston, A. Sommerlad, V. Orgeta, S.G. Costafreda, J. Huntley, D. Ames, C. Ballard, S. Banerjee, A. Burns and J. Cohen-Mansfield, *Dementia prevention, intervention, and care,* Lancet, 2017. 390(10113): p. 2673-2734.

[59]   S. Noa, J. Antonio, J.J. Llibre Rodríguez, C. Sánchez Catasús, C. Pérez Ramos, E. Morales Jiménez, S. Sosa Pérez and J. Solórzano Romero, *Edad y escolaridad en sujetos con deterioro cognitivo leve,* Revista Cubana de Medicina Militar, 2011. 40(3-4): p. 203-210.

[60]   F.-N. Yu, N.-Q. Hu, X.-L. Huang, Y.-X. Shi, H.-Z. Zhao and H.-Y. Cheng, *Dietary patterns derived by factor analysis are associated with cognitive function among a middle-aged and elder Chinese population,* Psychiatry Res., 2018. 269: p. 640-645.

[61]   S.M. Poulose, M.G. Miller, T. Scott and B. Shukitt-Hale, *Nutritional factors affecting adult neurogenesis and cognitive function,* Adv. Nutr., 2017. 8(6): p. 804-811.

[62]   B. Reisberg, S.H. Ferris, M.J. de Leon and T. Crook, *The Global Deterioration Scale for assessment of primary degenerative dementia,* The American journal of psychiatry, 1982.

[63]   J. Olazarán-Rodríguez, L.F. Agüera-Ortiz and R. Muñiz-Schwochert, *Síntomas psicológicos y conductuales de la demencia: prevención, diagnóstico y tratamiento,* Rev Neurol, 2012. 55(10): p. 598-608.

[64]   J. Olazarán, B. Reisberg, L. Clare, I. Cruz, J. Peña-Casanova, T. del Ser and R. Muñiz, *Eficacia de las terapias no farmacológicas en la enfermedad de Alzheimer: una revisión sistemática,* Dement Geriatr Cogn Disord, 2010. 30(2): p. 161-178.

[65]   E. Kesse-Guyot, V.A. Andreeva, C. Lassale, S. Hercberg and P. Galan, *Clustering of midlife lifestyle behaviors and subsequent cognitive function: a longitudinal study,* Am. J. Public Health, 2014. 104(11): p. e170-e177.

[66]   J.P. Spencer, *The impact of fruit flavonoids on memory and cognition,* Br. J. Nutr., 2010. 104(S3): p. S40-S47.

[67]   J.A. Joseph, B. Shukitt-Hale and G. Casadesus, *Reversing the deleterious effects of aging on neuronal communication and behavior: beneficial properties of fruit polyphenolic compounds–,* Am. J. Clin. Nutr., 2005. 81(1): p. 313S-316S.

[68]   A. Panche, A. Diwan and S. Chandra, *Flavonoids: an overview,* J. Nutr. Sci., 2016. 5.

[69]   K. Beking and A. Vieira, *Flavonoid intake and disability-adjusted life years due to Alzheimer's and related dementias: a population-based study involving twenty-three developed countries,* Optim. Nutr. Dis. Prev., Proc. Public Health Nutr. Update, 2010. 13(9): p. 1403-1409.

[70]   G. Calapai, A. Crupi, F. Firenzuoli, G. Inferrera, F. Squadrito, A. Parisi, G. De Sarro and A. Caputi, *Serotonin, norepinephrine and dopamine involvement in the antidepressant action of hypericum perforatum,* Pharmacopsychiatry, 2001. 34(02): p. 45-49.

[71]   S. Péneau, P. Galan, C. Jeandel, M. Ferry, V. Andreeva, S. Hercberg, E. Kesse-Guyot and S.V.M.R. Group, *Fruit and vegetable intake and cognitive function in the SU. VI. MAX 2 prospective study–,* Am. J. Clin. Nutr., 2011. 94(5): p. 1295-1303.

[72]   H.S. Parmar, Y. Dixit and A. Kar, *Fruit and vegetable peels: Paving the way towards the development of new generation therapeutics,* Drug Discoveries Ther., 2010. 4(5).

[73]   A.A. Yates, J.W. Erdman Jr, A. Shao, L.C. Dolan and J.C. Griffiths, *Bioactive nutrients-time for tolerable upper intake levels to address safety,* Regul. Toxicol. Pharmacol., 2017. 84: p. 94-101.

[74]   A. Scholey, *Nutrients for neurocognition in health and disease: measures, methodologies and mechanisms,* Proc. Nutr. Soc., 2018. 77(1): p. 73-83.

[75]   J. Wang, M.G. Ferruzzi, L. Ho, J. Blount, E.M. Janle, B. Gong, Y. Pan, G.N. Gowda, D. Raftery and I. Arrieta-Cruz, *Brain-targeted proanthocyanidin metabolites for Alzheimer's disease treatment,* J. Neurosci., 2012. 32(15): p. 5144-5150.

[76]   R.W. Welch, J.-M. Antoine, J.-L. Berta, A. Bub, J. de Vries, F. Guarner, O. Hasselwander, H. Hendriks, M. Jäkel and B.V. Koletzko, *Guidelines for the design, conduct and reporting of human intervention studies to evaluate the health benefits of foods,* Br. J. Nutr., 2011. 106(S2): p. S3-S15.

[77]   E.F.S. Authority, *Report of the public consultation on the EFSA draft guidance on human health riskbenefit assessment of foods,* EFSA Journal, 2010. 8(7): p. 1674.

[78]   I.L. Chapple, M.R. Milward, N. LingMountford, P. Weston, K. Carter, K. Askey, G.E. Dallal, S. De Spirt, H. Sies and D. Patel, *Adjunctive daily supplementation with encapsulated fruit, vegetable and berry juice powder concentrates and clinical periodontal outcomes: a doubleblind RCT,* Journal of clinical periodontology, 2012. 39(1): p. 62-72.

[79]   T. Dorjgochoo, Y.-T. Gao, W.-H. Chow, X.-o. Shu, G. Yang, Q. Cai, N. Rothman, H. Cai, H. Li and X. Deng, *Major metabolite of F2-isoprostane in urine may be a more sensitive biomarker of oxidative stress than isoprostane itself,* Am. J. Clin. Nutr., 2012. 96(2): p. 405-414.

[80]   S. Samman, G. Sivarajah, J.C. Man, Z.I. Ahmad, P. Petocz and I.D. Caterson, *A mixed fruit and vegetable concentrate increases plasma antioxidant vitamins and folate and lowers plasma homocysteine in men,* J Nutr, 2003. 133(7): p. 2188-93.

[81]   M. Hokayem, E. Blond, H. Vidal, K. Lambert, E. Meugnier, C. Feillet-Coudray, C. Coudray, S. Pesenti, C. Luyton and S. Lambert-Porcheron, *Grape polyphenols prevent fructose-induced oxidative stress and insulin resistance in first-degree relatives of type 2 diabetic patients,* Diabetes care, 2013. 36(6): p. 1454-1461.

[82]   J. Carillon, C. Notin, K. Schmitt, G. Simoneau and D. Lacan, *Dietary supplementation with a superoxide dismutase-melon concentrate reduces stress, physical and mental fatigue in healthy people: A randomised, double-blind, placebo-controlled trial,* Nutrients, 2014. 6(6): p. 2348-2359.

[83]   O. Castañer, M. Fitó, M.C. López-Sabater, H.E. Poulsen, K. Nyyssönen, H. Schröder, J.T. Salonen, K. De la Torre-Carbot, H.-F. Zunft and R. De la Torre, *The effect of olive oil polyphenols on antibodies against oxidized LDL. A randomized clinical trial,* Clin. Nutr., 2011. 30(4): p. 490-493.

[84]   M. Aviram, M. Rosenblat, D. Gaitini, S. Nitecki, A. Hoffman, L. Dornfeld, N. Volkova, D. Presser, J. Attias and H. Liker, *Pomegranate juice consumption for 3 years by patients with carotid artery stenosis reduces common carotid intima-media thickness, blood pressure and LDL oxidation,* Clin. Nutr., 2004. 23(3): p. 423-433.

[85]   I. Ibero-Baraibar, I. Abete, S. Navas-Carretero, A. Massis-Zaid, J.A. Martinez and M. Zulet, *Oxidised LDL levels decreases after the consumption of ready-to-eat*

meals supplemented with cocoa extract within a hypocaloric diet, Nutrition, Metabolism and Cardiovascular Diseases, 2014. 24(4): p. 416-422.

[86]   J. Allgrove, E. Farrell, M. Gleeson, G. Williamson and K. Cooper, *Regular dark chocolate consumption's reduction of oxidative stress and increase of free-fatty-acid mobilization in response to prolonged cycling,* International journal of sport nutrition and exercise metabolism, 2011. 21(2): p. 113-123.

[87]   Y. Okazaki, Y. Han, M. Kayahara, T. Watanabe, H. Arishige and N. Kato, *Consumption of curcumin elevates fecal immunoglobulin A, an index of intestinal immune function, in rats fed a high-fat diet,* Journal of nutritional science and vitaminology, 2010. 56(1): p. 68-71.

[88]   M. Massot-Cladera, M. Abril-Gil, S. Torres, A. Franch, M. Castell and F.J. Pérez-Cano, *Impact of cocoa polyphenol extracts on the immune system and microbiota in two strains of young rats,* Br. J. Nutr., 2014. 112(12): p. 1944-1954.

[89]   K. Yamada and H. Tachibana, *Recent topics in anti-oxidative factors,* BioFactors, 2000. 13(1-4): p. 167-172.

[90]   J.F. Pierre, A.F. Heneghan, R.P. Feliciano, D. Shanmuganayagam, C.G. Krueger, J.D. Reed and K.A. Kudsk, *Cranberry proanthocyanidins improve intestinal sIgA during elemental enteral nutrition,* Journal of Parenteral and Enteral Nutrition, 2014. 38(1): p. 107-114.

[91]   M. Lamprecht, K. Oettl, G. Schwaberger, P. Hofmann and J.F. Greilberger, *Several indicators of oxidative stress, immunity, and illness improved in trained men consuming an encapsulated juice powder concentrate for 28 weeks,* J. Nutr., 2007. 137(12): p. 2737-2741.

[92]   A. Mancini, G.E. Martorana, M. Magini, R. Festa, S. Raimondo, A. Silvestrini, N. Nicolotti, A. Mordente, M.C. Mele and G.A.D. Miggiano, *Oxidative stress and metabolic syndrome: effects of a natural antioxidants enriched diet on insulin resistance,* Clinical nutrition ESPEN, 2015. 10(2): p. e52-e60.

[93]   C.F.L. Gonçalves, M.C.d.S. dos Santos, M.G. Ginabreda, R.S. Fortunato, D.P. de Carvalho and A.C.F. Ferreira, *Flavonoid rutin increases thyroid iodide uptake in rats,* PloS one, 2013. 8(9): p. e73908.

[94]   T. Magrone, G. Candore, C. Caruso, E. Jirillo and V. Covelli, *Polyphenols from red wine modulate immune responsiveness: biological and clinical significance,* Curr. Pharm. Des., 2008. 14(26): p. 2733-2748.

[95]   M. Lamprecht, G. Obermayer, K. Steinbauer, G. Cvirn, L. Hofmann, G. Ledinski, J.F. Greilberger and S. Hallstroem, *Supplementation with a juice powder concentrate and exercise decrease oxidation and inflammation, and improve the microcirculation in obese women: randomised controlled trial data,* Br. J. Nutr., 2013. 110(9): p. 1685-1695.

[96] S.W. Jeon and Y.-K. Kim, *Inflammation-induced depression: Its pathophysiology and therapeutic implications,* Journal of neuroimmunology, 2017. 313: p. 92-98.

[97] A. Karlsen, I. Paur, S.K. Bøhn, A.K. Sakhi, G.I. Borge, M. Serafini, I. Erlund, P. Laake, S. Tonstad and R. Blomhoff, *Bilberry juice modulates plasma concentration of NF-ϰB related inflammatory markers in subjects at increased risk of CVD,* Eur. J. Nutr., 2010. 49(6): p. 345-355.

[98] B.G. Windham, B.N. Simpson, S. Lirette, J. Bridges, L. Bielak, P.A. Peyser, I. Kullo, S. Turner, M.E. Griswold and T.H. Mosley, *Associations between inflammation and cognitive function in African Americans and European Americans,* Journal of the American Geriatrics Society, 2014. 62(12): p. 2303-2310.

[99] P. Buchhave, H. Zetterberg, K. Blennow, L. Minthon, S. Janciauskiene and O. Hansson, *Soluble TNF receptors are associated with Aβ metabolism and conversion to dementia in subjects with mild cognitive impairment,* Neurobiology of aging, 2010. 31(11): p. 1877-1884.

[100] T.W. George, S. Waroonphan, C. Niwat, M.H. Gordon and J.A. Lovegrove, *The Glu298Asp single nucleotide polymorphism in the endothelial nitric oxide synthase gene differentially affects the vascular response to acute consumption of fruit and vegetable puree based drinks,* Mol Nutr Food Res, 2012. 56(7): p. 1014-24.

[101] E. Anter, S.R. Thomas, E. Schulz, O.M. Shapira, J.A. Vita and J.F. Keaney, *Activation of endothelial nitric-oxide synthase by the p38 MAPK in response to black tea polyphenols,* Journal of Biological Chemistry, 2004. 279(45): p. 46637-46643.

[102] R. Lopez-Sepulveda, R. Jimenez, M. Romero, M.J. Zarzuelo, M. Sanchez, M. Gomez-Guzman, F. Vargas, F. O'Valle, A. Zarzuelo, F. Perez-Vizcaino and J. Duarte, *Wine polyphenols improve endothelial function in large vessels of female spontaneously hypertensive rats,* Hypertension, 2008. 51(4): p. 1088-95.

[103] C. Frisch, E. Dere, M.A.D.S. Silva, A. Gödecke, J. Schrader and J.P. Huston, *Superior water maze performance and increase in fear-related behavior in the endothelial nitric oxide synthase-deficient mouse together with monoamine changes in cerebellum and ventral striatum,* J. Neurosci., 2000. 20(17): p. 6694-6700.

[104] N. Michels, I. Sioen, C. Braet, I. Huybrechts, B. Vanaelst, M. Wolters and S. De Henauw, *Relation between salivary cortisol as stress biomarker and dietary pattern in children,* Psychoneuroendocrinology, 2013. 38(9): p. 1512-20.

[105] E. Takeda, J. Terao, Y. Nakaya, K.-i. Miyamoto, Y. Baba, H. Chuman, R. Kaji, T. Ohmori and K. Rokutan, *Stress control and human nutrition,* Int. J. Med. Invest., 2004. 51(3, 4): p. 139-145.

[106]   D.F. Swaab, A.M. Bao and P.J. Lucassen, *The stress system in the human brain in depression and neurodegeneration,* Ageing Res Rev, 2005. 4(2): p. 141-94.

[107]   M.M. Rahman, T. Ichiyanagi, T. Komiyama, S. Sato and T. Konishi, *Effects of anthocyanins on psychological stress-induced oxidative stress and neurotransmitter status,* J. Agric. Food Chem., 2008. 56(16): p. 7545-7550.

[108]   K. Konrad, S. Gauggel and J. Schurek, *Catecholamine functioning in children with traumatic brain injuries and children with attention-deficit/hyperactivity disorder,* Cognitive Brain Research, 2003. 16(3): p. 425-433.

[109]   M. Dvořáková, D. Ježová, P. Blažíček, J. Trebatická, I. Škodáček, J. Šuba, I. Waczulíková, P. Rohdewald and Z. Ďuračková, *Urinary catecholamines in children with attention deficit hyperactivity disorder (ADHD): modulation by a polyphenolic extract from pine bark (Pycnogenol®),* Nutr. Neurosci., 2007. 10(3-4): p. 151-157.

[110]   R. Graumann, I. Paris, P. Martinez-Alvarado, P. Rumanque, C. Perez-Pastene, S.P. Cardenas, P. Marin, F. Diaz-Grez, R. Caviedes and P. Caviedes, *Oxidation of dopamine to aminochrome as a mechanism for neurodegeneration of dopaminergic systems in Parkinson's disease. Possible neuroprotective role of DT-diaphorase,* Polish journal of pharmacology, 2002. 54(6): p. 573-580.

[111]   J. Mattei, S. Bhupathiraju and K.L. Tucker, *Higher adherence to a diet score based on American Heart Association recommendations is associated with lower odds of allostatic load and metabolic syndrome in Puerto Rican adults,* J. Nutr., 2013. 143(11): p. 1753-1759.

[112]   L. Fernández-Fernández, G. Esteban, M. Giralt, T. Valente, I. Bolea, M. Solé, P. Sun, S. Benítez, J.R. Morelló and J. Reguant, *Catecholaminergic and cholinergic systems of mouse brain are modulated by LMN diet, rich in theobromine, polyphenols and polyunsaturated fatty acids,* Food Funct., 2015. 6(4): p. 1251-1260.

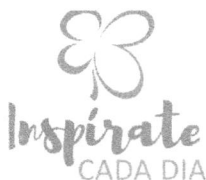

Patrocinio

Inspírate
CADA DIA

Somos un grupo de personas que *inspiramos un estilo de vida saludable alrededor del mundo.* Nuestro equipo está formado por personas que tienen el propósito de llevar a todo el que lo quiera un proyecto de prevención primaria para mejorar la vida de las personas en el plano de prevención en salud y económico. Y todo a través de un simple gesto, un simple cambio.

Si quieres que tu energía esté a tope durante todo el día y que esto sea para siempre, si quieres tener un estado de ánimo óptimo para contagiar a los que te rodean, contacta conmigo. Los que estamos en este grupo ya lo hemos conseguido. Realizamos actividades y eventos gratuitos para dar a conocer nuestro proyecto en toda España. ¿Quieres conocernos?

Conseguir lo que deseas está más cerca de lo que imaginas

🌐 Web: **www.facebook.com/inspiratecadadia**
✉ E-mail: **info@inspiratecadadia.com**

Autores para la formación

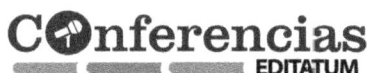

C⬤nferencias
EDITATUM

Editatum y **GuíaBurros** te acercan a tus autores favoritos para ofrecerte el servicio de formación GuíaBurros.

Charlas, conferencias y cursos muy prácticos para eventos y formaciones de tu organización.

Autores de referencia, con buena capacidad de comunicación, sentido del humor y destreza para sorprender al auditorio con prácticos análisis, consejos y enfoques que saben imprimir en cada una de sus ponencias.

Conferencias, charlas y cursos que representan un entretenido proceso de aprendizaje vinculado a las más variadas temáticas y disciplinas, destinadas a satisfacer cualquier inquietud por aprender.

Consulta nuestra amplia propuesta en **www.editatumconferencias.com** y organiza eventos de interés para tus asistentes con los mejores profesionales de cada materia.

Nuestras colecciones

Guías para todos aquellos que deseen ampliar sus conocimientos sobre asuntos específicos, grandes personajes, épocas, culturas, religiones, etc., ofreciendo al lector una amplia y rica visión de cada una de las temáticas, accesibles a todos los lectores.

Guías para gestionar con éxito un negocio, vender un producto, servicio o causa o emprender. Pautas para dirigir un equipo de trabajo, crear una campaña de marketing o ejercer un estilo adecuado de liderazgo, etc.

Guías para optimizar la tecnología, aprender a escribir un blog de calidad, sacarle el máximo partido a tu móvil. Orientaciones para un buen posicionamiento SEO, para cautivar desde Facebook, Twitter, Instagram, etc.

Guías para crecer. Cómo crear un blog de calidad, conseguir un ascenso o desarrollar tus habilidades de comunicación. Herramientas para mantenerte motivado, enseñarte a decir NO o descubrirte las claves del éxito, etc.

Guías prácticas dirigidas a la salud y el bienestar. Cómo gestionar mejor tu tiempo, aprenderás a desconectar o adelgazar comiendo en la oficina. Estrategias para mantenerte joven, ofrecer tu mejor imagen y preservar tu salud física y mental, etc.

Guías prácticas para la vida doméstica. Consejos para evitar el cyberbulling, crear un huerto urbano o gestionar tus emociones. Orientaciones para decorar reciclando, cocinar para eventos o mantener entretenido a tu hijo, etc.

Guías prácticas dirigidas a todas aquellas actividades que no son trabajo ni tareas domésticas esenciales. Juegos, viajes, en definitiva, hobbies que nos hacen disfrutar de nuestro tiempo libre.

Guías para aprender o perfeccionar nuestra técnica en deportes o actividades físicas escritas por los mejores profesionales de la forma más instructiva y sencilla posible,

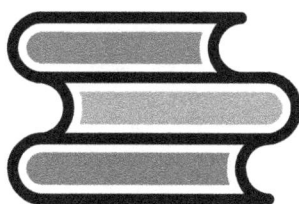

EDITATUM

Libros para crecer

www.editatum.com

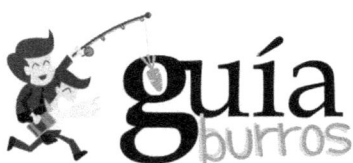

Nutrición

Salud y Belleza

guía burros

Nutrición

Todo lo que no te han contado sobre la alimentación sana

Ángela Tello

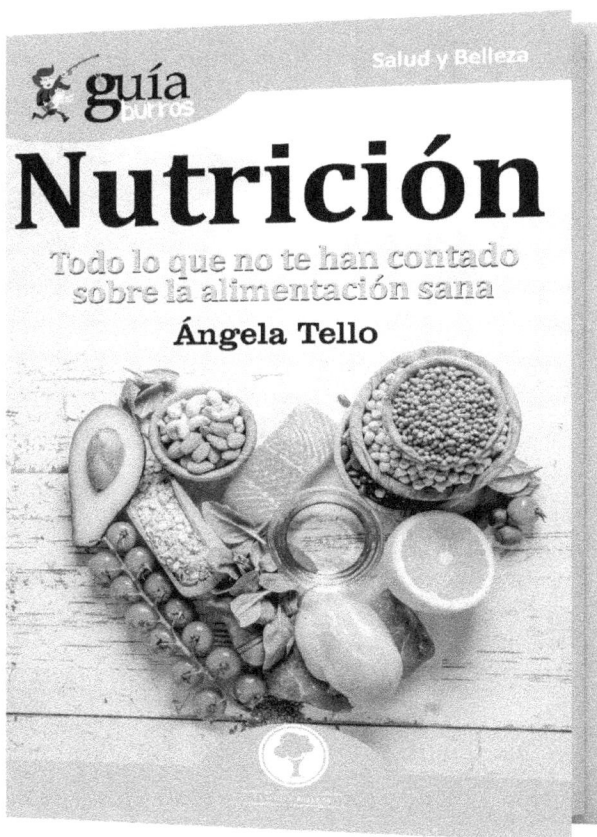

GuíaBurros Nutrición es una guía básica con todo lo que no te han contado sobre la alimentación sana.

+INFO

http://www.nutricion.guiaburros.es

guíaburros

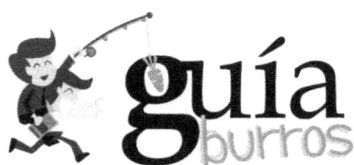

Primeros auxilios

guíaburros

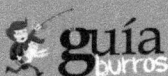

Hogar y Familia

Primeros Auxilios

Tú puedes salvar vidas

Javier Cano

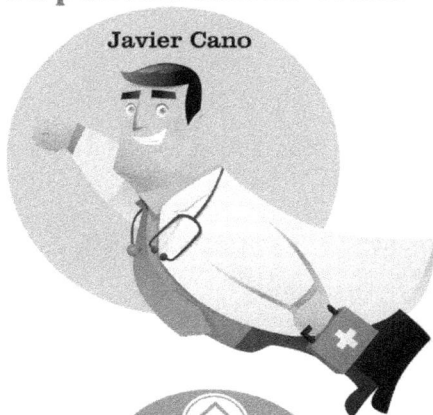

GuíaBurros Primeros auxilios es una guía con la que tú puedes salvar vidas

+INFO

http://www.primerosauxilios.guiaburros.es

GuíaBurros

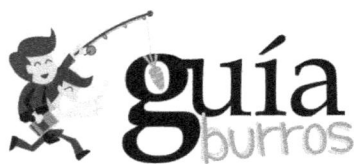

Yoga con calor

Salud y Belleza

Yoga
con calor

Macarena Cutillas

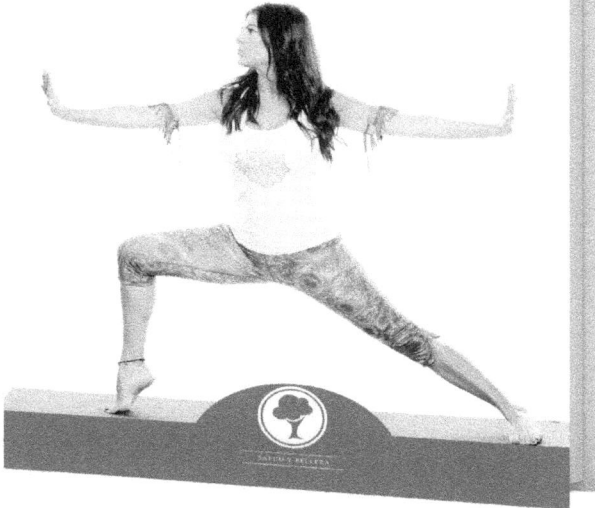

GuíaBurros Yoga con calor es una guía básica con todo lo que debes saber para practicar el yoga con calor.

+INFO

http://www.yogaconcalor.guiaburros.es

guía
burros

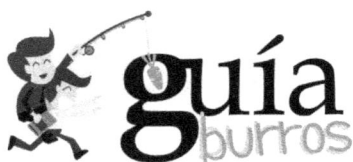

Inteligencia sexual

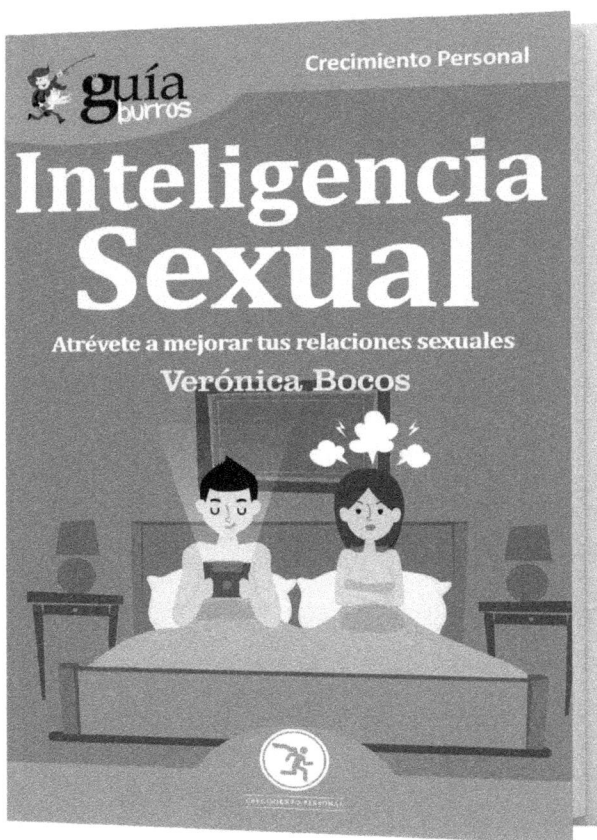

GuíaBurros Inteligencia sexual es una guía con todo lo que necesitas para mejorar tus relaciones sexuales.

+INFO

http://www.inteligenciasexual.guiaburros.es

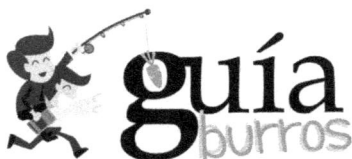

Budismo

guíaburros

Conocimiento y Saber

BUDISMO
Buda y su enseñanza

Sebastián Vázquez

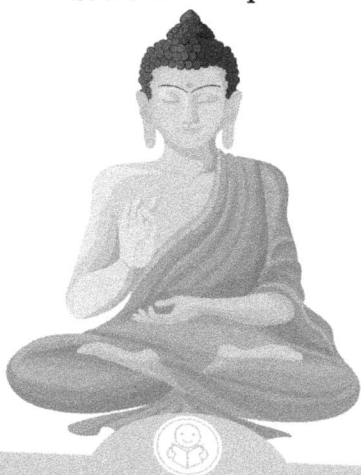

GuíaBurros Budismo te enseñará todo lo que debes saber sobre Buda y cómo hacer que forme parte de tu vida.

+INFO

http://www.buda.guiaburros.es

Nuestra colección

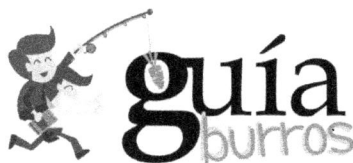